U0339408

中医针灸缪(妙)刺法

编著　牟洪林　牟广韬

天津出版传媒集团

天津科技翻译出版有限公司

图书在版编目(CIP)数据

中医针灸缪（妙）刺法 / 牟洪林 , 牟广韬编著 . —
天津 : 天津科技翻译出版有限公司 , 2018.9
ISBN 978-7-5433-3874-6

Ⅰ . ①中… Ⅱ . ①牟… ②牟… Ⅲ . ①针灸疗法
Ⅳ . ① R245

中国版本图书馆 CIP 数据核字 (2018) 第 174111 号

出　　　版:天津科技翻译出版有限公司
出 版 人:刘 庆
地　　　址:天津市南开区白堤路 244 号
邮政编码:300192
电　　　话:022-87894896
传　　　真:022-87895650
网　　　址:www. tsttpc. com
印　　　刷:唐山鼎瑞印刷有限公司
发　　　行:全国新华书店
版本记录:880×1230　32 开本　6 印张　120 千字
　　　　　2018 年 9 月第 1 版　2018 年 9 月第 1 次印刷
　　　　　定价:38.00 元

（如发现印装问题,可与出版社调换）

序　一

缪（妙）刺法是中医针灸学中的一种传统针刺疗法。缪（妙）刺法出自《黄帝内经》，即"左病刺右，右病刺左，上病刺下，下病刺上，前病刺后，后病刺前"。缪（妙）刺法是祖国医学针灸宝库中的瑰宝。

牟洪林教授熟谙经典，勤于临证发遑古义，锲而不舍，长期坚持"读经典做临床"。在取得大量鲜活治疗经验的基础上，著《中医针灸缪（妙）刺法》一书，是学术和临床俱佳的精华。该书洞察《黄帝内经》之奥妙，参酌《易经》，辅以现代医学知识来释难解义，完善了缪（妙）刺法的机制和实践，颇有指导意义。可以说，这本书不仅为后人学习中医缪（妙）刺法提供了便利条件，而且对培养临床中坚骨干，造就学科专业人才都具有重要指导作用。

我认为传统经络学中"标本根结""气街四海"理论与缪（妙）刺法相关甚密，可深入研究。

新书将出，乐为之序。

北京中医药大学针灸学院院长

教授、博士生导师、国家级师带徒名师

谷世喆

2018 年 6 月

序　二

　　牟洪林是全国名老中医、全国中医药传承人、全国中医眼科名家。曾任天津中医药大学教授、硕士研究生导师、天津市中医药研究院附属医院眼科主任、主任医师。曾在天津中医药大学为本科班讲授《中医眼科学》，并在中医药大学第一、二附属医院和中医药研究院临床带教。他还是全国第三批老中医药专家学术经验继承工作指导老师、天津市中医药学会眼科分会理事，天津市卫生局中医专业晋升委员会评审专家、天津市药品审评专家、天津市医疗事故技术鉴定专家、天津市基本医疗医保评审专家、加拿大国际眼科中心会员。

　　牟洪林教授桃李满天下。他给本科班讲授《中医眼科学》时，还为外国留学生教授针灸治病的理论知识。在几十年的临床带教中，他培养了数千名学生，并获得了广泛好评，被天津中医药大学评为"教书育人，为人师表"的先进个人。

　　2009 年退休后，他还一直从事眼科临床和临床带教工作。他医术精湛，疗效显著。加拿大眼科中心邀他去加拿大治病，马来西亚眼科中心几次来函约他去该中心发展，他都婉言拒绝，却来我康域医院门诊，门诊患者门庭若市。他不仅为天津市患者看病，还为全国其他省市，如上海、北京、山东、陕西、哈尔滨等省市患者诊治，并为韩国、俄罗斯、美国、非洲患者诊疗。

　　牟洪林跟从全国三代眼科名家庞赞襄学习中医眼科，学业显著。他诊治眼病五十余年，在治疗糖尿病眼底出血方面，更新观念，破"凉血止血"为"凉血活血"法，申报科研"清肝明目片治疗糖尿病眼底出血的临床研究"课题，通过天津市科学技术委员会鉴定，并将其申报全国专利获得成功。他又把治疗糖尿病眼病的经验写成学术专著《中医治疗糖尿病眼病》一书出版,已市售。

　　"没有实践的理论是空洞的理论,没有理论的实践是盲目的实践。"牟教授熟读经典,深究《黄帝内经》,将《黄帝内经》的理论指导实践,又将实践的经验探讨理论,结合现代医学知识,写成《中医针灸缪(妙)刺法》一书。我耳闻目睹牟教授临床疗效。"口眼歪斜",他用缪(妙)刺法80%以上10次治愈。"半身不遂"用缪(妙)刺法针刺10次有明显疗效,能下地走路,语言表达清楚。脑出血患者,他用中药七剂将出血吸收,不用西医"打眼"引流,用缪(妙)刺法治愈半身不遂。腰椎间盘脱出(西医CT确诊),他用缪(妙)刺法(腰病刺腹)有的两次治愈,疼痛消失,挺直腰自理走路等。患者赠送锦旗镜匾"神针""妙针回春,华佗再世"。

　　《中医针灸缪(妙)刺法》一书是牟教授毕生临床经验的结晶,该书能出版是一大幸事。它让祖国医学的缪(妙)刺法这一绚丽的花朵结出一个硕果。

　　"是金子总会发光""海阔凭鱼跃,天高任鸟飞"。

　　　　　　　　　　　　　　　　　天津南开区康域医院院长

　　　　　　　　　　　　　　　　　　　　　蒋庆新
　　　　　　　　　　　　　　　　　　　　　2018年7月

自　　序

　　幼时，祖母患半身不遂，兄患黄疸肝炎。母亲为两人烧香磕头，皆未挽留住生命。我在母亲身边下跪磕头，哭泣不止，自此立志学医。我家的东房屋是中西医结合诊所，我常去看他们如何看病。其中，沈医生是名中医，看到我好医，就让我参加培训班学中医。

　　初中二年级转学到天津，班主任是第四军医大学毕业生，曾给母亲治病。当时，母亲被诊断为主动脉粥样硬化性心脏病，服药后好转，我更坚定学医的决心。高中毕业考大学时，第一志愿为天津中医学院，如愿以偿。在天津中医学院认真学习时，原应5年毕业，为深造"高级中医师"而改为6年，并增加了《黄帝内经》的学习。这期间，遍访名医，天津市针灸名医刘文泉、李玉林、曹一鸣以及金针蒋伯鸾的女儿，我都跟他们学过针灸。天津内科的名医邢锡波、王云翮、秉大雄等，儿科的名医杨慈云、宋修茹，我也跟着学习过。刚毕业那时，学院还组织有名的中医专家给我们讲座。其中，当时准备出国去阿尔巴尼亚的全国针灸专家石学敏（现为国家工程院院士）讲网球肘的治疗就是针健康侧，即时痛止；治疗急性腰扭伤针健康侧，滞针在对侧对应点针可立即起针。我深受影响，始终不忘初心，一心学好中医。毕业分配到了农村，治病要"简，便，廉"，一根针、一把草（药）能治大病。我在农村就用一根针、一把草药治愈了很多病。有一次，县上一名干部腹痛，去我工作的医院，经一上午各种方法治疗未见好转。我中午下班的时候，医院院长见到了我，让我去治疗。我采用缪（妙）刺法，两分钟便止住了疼痛。十分钟后起针，患者已经恢复正常，可以上班了。县卫生局有一名干部闻听此事，驱车150公里，又徒步10公里请我出诊。原来这位干部的父亲，八十多岁，患半身不遂，生活不能自理，所以特请我来医治。我用针灸缪（妙）刺法、中药、按摩的治疗方法十余天将其半身不遂治愈。从此凭借针灸出名，找我就诊的患者络绎不绝。溯本求源，精读《黄帝内经》，找到了治病方法是出自《黄帝内经》的"缪（妙）刺法"。

调到天津中医学院后，我一边讲课一边临床带教，始终不忘缪（妙）刺法。一生矢志不渝，不忘初心，坚持实践出理论，理论又指导实践的思想。毛主席说："没有理论的实践是盲目的实践，没有实践的理论是空洞的理论。"在闲暇之余，我仍努力学习《黄帝内经》，查阅资料对缪（妙）刺法历史进行研究（见本书）。

众多患者经用缪（妙）刺法治疗后，有立竿见影的效果，纷纷赞叹该法之神奇，更有久病不愈者经过施治重获健康后，为表感激赠我"神针"之牌匾，并鼓励我带徒弟、著书。现在我国处于一个各种高科技媒体为主的时代，为了让缪（妙）刺法这颗祖国医学的明珠被更多的人所了解，为了给喜爱针灸的人提供一条学习捷径，送一把开启"针灸殿堂"之门的钥匙，我深感自己有责任把这几十年的理论学习和经验积累总结下来，再结合古人的论述，著于竹帛。

高尔基说："书是人类进步的阶梯。"在科研的道路上，只有开始，没有终止。所著之书难免有纰漏之处，敬请同道斧正，造福后人。

牟洪林

2018 年 7 月

前　言

　　缪（妙）刺法出自《黄帝内经》，即"左病刺右，右病刺左，上病刺下，下病刺上"，其能取得立竿见影的疗效。缪（妙）刺法在《黄帝内经》中有专论《素问·缪刺论》，因词义古奥，近现代针灸医术理论上很少提及，而现在的针灸教材亦鲜见缪（妙）刺法。本人早年就读于天津中医学院，期间跟随中国工程院院士、针灸专家石学敏教授学习，有幸目睹石学敏教授用缪（妙）刺法"左病刺右，右病刺左"治疗网球肘、急性腰扭伤等病症，并取得立竿见影的疗效，使自己对缪（妙）刺法产生了浓厚的兴趣。毕业后，自己在农村从事医疗工作十余年，利用缪（妙）刺法"左病刺右，右病刺左"治疗疾病，为许多患者解除了病痛，得到了当地老百姓的信赖。并且，通过不断的学习，逐渐了解到缪（妙）刺方法在《黄帝内经》中早有记载。时至今日，本人从事医疗工作已有 50 年，用缪（妙）刺法治愈了许多常见病和疑难病。不少饱受疾患痛苦的患者在治愈后称本人为"神针"，并送匾感谢。每逢此时本人深感祖国医学的博大精深。又因为许多实习学生对缪（妙）刺法的疗效感到神奇而希望我著书总结，所以，本人决定将自己多年的缪（妙）刺法临床经验结合古人缪（妙）刺法的论述编写成书，以飨读者，目的是使缪（妙）刺法发扬光大。然而，时间仓促，学识有限，错误之处，在所难免，望读者斧正。最后，我期望缪（妙）刺法这一中医学的奇葩，不仅在中医学界的百花园中绚丽开放，还能更好地为人民的健康做出更大的贡献。本书在编写中得到林健、马震给予的大力支持，在此一并表示感谢。

牟洪林

2018 年 7 月

目　　录

上篇　总论

下篇　各论

上篇

总论

第1章 缪(妙)刺法史略

缪(妙)刺法即《黄帝内经》中的刺络法,是用三棱针或毫针根据病在左刺右,病在右刺左,病在上刺下,病在下刺上,病在前刺后,病在后刺前,或用艾灸等法,达到治愈疾病目的的一种方法。缪(妙)刺法是针灸疗法的一种,在我国已有几千年的历史。在漫长的医疗实践中,缪(妙)刺法经历医家的实践,积累了极其丰富的理论知识和经验,认真地回顾和总结缪(妙)刺法的发展,系统整理文献,总结前人的经验(包括教训),对提高缪刺法的水平,以及对各种疾病治疗的发展都有所裨益。

一、远古至秦汉时期的缪(妙)刺法

在石器时代,我们的祖先在生活和劳动中,身体的某一部位偶然被刺破出血,发生痛苦,但若使身体对侧部位的疼痛可意外地得到减轻或痊愈。这种现象经过多次反复的(偶然或有意识的)验证,人们便产生了这样的一种认识:身体某一部位的疾病,在其相对应侧进行针刺或放血或艾灸法,可以减轻或消除疾病,这可以说就是对缪(妙)刺法起源的朴素解释。

当时,放血疗法的工具为"砭石"。《说文解字》:"砭,以石刺病也。"根据现代考古学的研究,砭石的应用早在20万年前石器时代就出现了。如在内蒙古锡林郭勒盟多伦旗头道洼遗址挖掘出来的石器"砭针";在河北省藁城台西村商代遗址第14号墓葬中发现的一种石镰,就是当时的一种医疗器具——砭石的一种。当时,这种原始的针具广泛地用于身体浅表的静脉放血和割除脓包等。

秦汉时期,随着生产力的发展,以及铜铁器的出现,医学也随之发展起来。秦汉时期的《黄帝内经》中就有了"九针"之说，其是九种不同形状和用途的医疗针具。其中放血的"锋针"，就是现在用于放血病的"三棱针"。《灵枢·九针十二源》："九针之名，各不同形……四曰锋针，长一寸六分……锋针者；刃三隅，以发痼疾。"《灵枢·九针论》："四曰锋针，取法于絮针，筩其身，锋其末，长一寸六分，主痈热出血。"

在内蒙古的达拉特旗西汉中山靖王刘胜墓的随葬品中的金属针灸针（毫针），其标志着我国金属医疗针具有悠久的历史。在大量医疗实践的基础上，古代医家不断总结经验，写成《黄帝内经》。《黄帝内经》中有关针刺疗法半数以上是采用放血疗法。在《黄帝内经》中，有40多篇记述了刺血疗法的名称、针具、针法、穴位、主治范围、禁忌证和治疗机制等内容，颇为详细，构成经络、气血学说为核心的理论体系。《灵枢·小针解》："宛陈则除之者，去血脉也。"《灵枢·厥病》："厥头痛，头痛甚，耳前后脉涌有热，泻其出血，后取足少阳。"《素问·刺腰痛》："腰痛挟脊而痛至头，几几然，目䀮䀮然僵仆，刺足太阳郄中出血。"

《黄帝内经》中的《素问·缪刺论》和《灵枢·官针》均有对缪（妙）刺法的论述。《素问·缪刺论》是缪（妙）刺法专论，其内容涉及缪（妙）刺法的方方面面，其中有病症，针刺的部位、方法及所需的针刺次数，是《黄帝内经》论述缪（妙）刺法的重要一篇。现将《素问·缪刺论》中针刺法及疗效归纳如下：

1. 邪客于足少阴之络，令人卒心痛，暴胀，胸胁支满。无积者，刺然谷之前出血，如食顷而已。不已，左取右，右取左。病新发者，取五日，已。

2. 邪客于手少阳之络，令人喉痹舌卷，口干心烦，臂外廉痛，手不及头。刺手中指次指爪甲上，去端如韭叶各一痏，壮者立已，老者有顷已，左取右，右取左，此新病数日已。

3. 邪客于足厥阴之络，令人卒疝暴痛，刺足大趾爪甲上，与肉交者各一痏，男子立已，女子有顷已，左取右，右取左。

4. 邪客于足太阳之络，令人头项肩痛，刺足小趾爪甲上，与肉交者各一痏，立已。不已，刺外踝下三痏，左取右，右取左，如食顷已。

5. 邪客于手阳明之络，令人气满胸中，喘息而支胠，胸中热，刺手大指、次指爪甲上，去端如韭叶各一痏，左取右，右取左，如食顷已。

6. 邪客于臂掌之间，不可得屈，刺其踝后，先以指按之，痛，乃刺之，以月生死为数，月生一日一痏，二日二痏，十五日十五痏，十六日十四痏。

7. 邪客于足阳跃之脉，令人目痛，从内眦始，刺外踝之下半寸所，各二痏，左刺右，右刺左，如行十里顷而已。

8. 人有所堕坠，恶血留内，腹中满胀，不得前后，先饮利药，此上伤厥阴之脉，下伤少阴之络，刺足内踝之下，然骨之前，血脉失血，刺足跗上动脉，不已，刺三毛上各一痏，见血立已，左刺右，右刺左，善悲惊不乐，刺如右方。

9. 邪客于手阳明之络，令人耳聋，时不闻音，刺手大指次指爪甲上，去端如韭叶，各一痏，立闻。不已，刺中指爪甲上与肉交者，立闻。其不时闻者，不可刺也。耳中生风者，亦刺之如此数，左刺右，右刺左。

10. 耳聋，刺手阳明，不已，刺其通脉出耳前者。

11. 凡痹往来，行无常处者，在分肉间痛而刺之，以月生死为数，用针者随气盛衰，以为痏数，针过其日数，则脱气，不及日数，则气不泻，左刺右，右刺左，病已，止。不已，复刺之如法，月生一日一痏，二日二痏渐多之；十五日十五痏，十六日十四痏，渐少之。

12. 邪客于足阳明之络，令人鼽衄、上齿寒，刺足中指次指爪甲上，与肉交者，各一痏，左刺右，右刺左。

13. 齿龋，刺手阳明，不已，刺其脉入齿中，立已。

14. 缪传引上齿，齿唇寒痛，视其手背脉血者去之，足阳明中指爪甲各一痏，手大指次指爪早上各一痏，立已，左取右，右取左。

15. 邪客于足少阳之络，令人胁痛，不得息，咳而汗出，刺足小趾次趾爪甲上，与肉交者各一痏，不得息，立已，汗出立止。咳者，温衣饮食，一日已。左刺右，右刺左，病立已，不已，复刺如法。

16. 邪客于足少阴之络，令人嗌痛，不可内食，无故善怒，气上走贲上，刺足下中央之脉各三痏。凡六刺，立已，左刺右，右刺左。嗌中肿，不能内唾，时不能出唾者，刺然谷之前，出血，立已，左刺右，右刺左。

17. 邪客于足太阴之络，令人腰痛，是引少腹控䏚，不可以仰息，刺腰尻之解，两胂之上是腰俞，以月死生为痏数，发针立已，左刺右，右刺左。

18. 邪客于足太阳之络，令人拘挛背急，引胁而痛，刺之从项始，数脊椎挟脊，疾按之，应手如痛，刺之傍三痏，立已。

19. 邪客于足少阳之络，令人留于枢中痛，髀不可举，刺枢中以毫针，寒则久留针，以月死生为数，立已。

20. 治诸经刺之，所过者不病，则缪刺之。

21. 邪客于五脏之间，其病也，脉引而痛，时来时止，视其病，缪刺之于手足爪甲上，视其脉，出其血，间日一刺，一刺不已，五刺已。

22. 邪客于手足少阴、太阴、足阳明之络，此五络，皆会于耳中，上络左角，五络俱竭，令人身脉皆动，而形无知也，其状若尸，或曰尸厥。刺其足大指内侧爪甲上，去端如韭叶，后刺足心后刺足中趾爪甲上各一痏，后刺手大指内侧，去端如韭叶，后刺手心主，少阴锐骨之端各一痏，立已，不已，以竹管吹其两耳，鬄其左角之发方一寸，燔治，饮以美酒一杯，不能饮者灌之，立已。

《素问·缪刺论》中的证治部分，二十二条，所涉络脉之证甚多，上述22条证治中，涉及足少阴络二条，足厥阴络一条，足太阴络一条，足太阳络二条，足少阳络二条，手阳明络二条，手少阳络一条，涉及手足少阴、手足太阴、足阳明五络一条，涉及足阳明经一条，足阳跷脉一条，还涉及臂掌之间，恶血留内，耳聋，龋齿，缪传引上齿，凡痹往来，治诸经刺之等证条。

缪刺法不仅存在于《素问·缪刺论》中，在《灵枢·官针》《灵枢·经始》《灵枢·厥病》之中也都有论述。

《灵枢·官针》："凡刺有九，以应九变，一曰输刺，输刺者，刺诸经荥输脏输也。二曰远道刺,远道刺者,病在上,取之下,刺腑输也……四曰络刺,络刺者,刺小络之血脉也。五曰分刺,分刺者,刺分肉之间也……七曰毛刺,毛刺者,刺浮痹于皮肤也。八曰巨刺,巨刺者,左取右,右取左……”

《灵枢·始终》:“凡刺之法,必察其形气。形肉未脱,少气而脉又躁,躁厥者,必为缪刺之,散气可收,聚气可布。”

《灵枢·厥病》:“耳鸣,取手足中指爪甲上,左取右,右取左,先取手,后取足。”

《素问》[2]中还有其他篇都对缪(妙)刺有论述。《素问·三部九候论》中提到缪(妙)刺的论述就有:“其病者在奇邪,奇邪之脉,则缪刺之。”奇邪,清代高士崇注释:“奇邪者,邪不入于经,流溢于大络,而生奇病也……则当缪刺以治之。”《素问·汤液醪醴论》:“其有不从毫毛而生,五脏阳已竭也,津液充郭……形不可与衣相保……治之奈何?”岐伯:“平治于权衡,去宛陈莝,微动四极,温衣,缪刺其处,以复其形。”此段是论述由于阴气邪盛,气化失常,肺气不能宣散,则五脏之阳已竭,津液充塞于人体胸腹腔,外溢于肌肤而为肿胀,一旦形体水肿则不可与衣相为保合也。岐伯认为:阳虚补阳,阴虚消除,使阴阳平衡,若其积久再恶血,微动四肢以助其阳热之气,使四肢温和,温厚其衣,为用缪刺法恢复其自然形体。《素问·水热穴论》:“春取络脉分肉”“夏取盛经分腠”“秋取经俞”“冬取井荥”。这些论述皆与缪(秒)刺的功能特点颇为相近。因胸水、腹水而“鼓胀”腹部,青筋暴露,其症显现在血络,故可采取缪(妙)刺法来刺血络以治疗。而患者五脏之阳已竭,则需微动其四肢以助阳热之气,再用缪(妙)刺法来刺四肢末端以治疗,这样也会起到良好的作用。

二、晋唐时期的缪(妙)刺法

晋唐时期,缪(妙)刺法也和其他针灸疗法一样,成了一门专门医术。

　　皇甫谧著的《针灸甲乙经》是我国现存最早的一部针灸学专著,其著作主要取材于《素问》《灵枢》和《明堂孔穴针灸治要》。该书对缪（妙）刺法进行了系统整理。其《针灸甲乙经·卷五·缪刺第三》里基本抄录了《素问·缪刺论》的全部内容,仅对缪刺论的某些条文进行了移挪合并,并对某些条文进行了校正。如《素问·缪刺论》中的"邪客手阳明之经,令人鼽衄上齿寒……"条被更改为"邪客于足阳明之络,令人鼽衄,上齿寒……"。由于《针灸甲乙经》对后世针灸学的发展影响极大,因而对《黄帝内经》中的缪（妙）刺法的传承起到一些推动作用。

　　葛洪的《肘后备急方》卷之一"救卒死尸蹶方第二"中收有两剂:"以管吹其左耳中权三度,复吹右耳三度,活。""又方:剔左耳发方二寸,烧末,以酒灌,令入喉,立起也。"其对《素问·缪刺论》中的竹管吹耳方法,更加具体,明确提出先吹左耳,复吹右耳,均三度的具体操作步骤。尤其是文中的一个"活"字,将古医家经过反复验证之后肯定其疗效的神态尽现。

　　孙思邈著《千金要方·卷第三十针灸下》中论述耳病:"商阳主耳中风聋鸣,刺入一分,留一呼,灸三壮,右取左,左取右,如食顷。"其论述脚病:"凡髀枢中痛不可举,以毫针寒而留之,以月死生为息数,立已。"其论述六蹶病:"邪客于手足少阴、太阴、足阳明之络,此五络者皆会于耳中上络左角,五络俱竭,令人身脉动如故,其形无所知,其状若尸。刺足大趾内侧爪甲上去端如韭叶后,右刺足心后取足中趾爪甲上各一痏。后取手大指之内去爪甲如韭叶,后刺手心少阴兑骨之端各一痏,立已。不已,以筒吹其两耳中立已,不已,拔其左角方寸燔之,饮以醇酒一杯,不能饮者,灌之立已。""大敦主卒暴疝痛,阴跳上入腹,寒疝阴挺,偏大肿,脐腹中,悒悒不来,小便难而痛,灸刺之,立已,左取右,右取左。"《千金要方》在以毫针长留针时,却以"月生死为息数"来指导留针时间,是在《素问·缪刺论》基础上的新发展。

　　佚名著的《皇帝明堂灸经·正人形第四》,其记载:"皇帝问岐伯曰:凡人中风,半身不遂,如何灸? 岐伯答曰:凡人未中风时,一两月前,或三五个月前,非时,足胫上忽发酸重顽痹,良久方解,此乃将中风之候也。便需急灸三里穴与绝骨穴,四处各三壮。后用葱、薄荷、桃、柳叶四味煎汤,淋洗灸疮,令驱逐风气于疮口中出也。"

"灸疮:若春较,秋更灸;秋较,春更灸。常令两足上有灸疮为妙。凡人不信此法。或饮食不节,酒色过度,忽中此风,言语謇涩,半身不遂,宜于七处一齐下火,各灸三壮。如风在左灸右,在右灸左。一百会穴;二耳前发际;三肩井穴;四风市穴;五三里穴;六绝骨穴;七曲池穴。上件七穴,神效奇多,不能俱录,依法灸之,万无一失也。"文中"春较",即春好。而"如风在左灸右,在右灸左",则说的是将刺针法融于灸法之中,并用其治疗脑卒中后的半身不遂。

三、宋金元时期的缪(妙)刺法

宋代赵传著的《圣济总录》文中卷一百九十二,有治五脏中风并一切风疾灸刺法:"卒中风口㖞者,取苇筒长五寸,以一头刺耳孔中,四畔以面塞之,勿令泻气,一头内大豆一颗,并艾烧之令燃。七壮即,患右灸左,患左灸右,耳病亦灸之……风口㖞,灸列缺二穴,《甲乙经云》:手太阴络,去腕上一寸五分,别走阳明者。灸三壮。患左灸右,患右灸左。"此书论述的卒中风口㖞病亦采用了吹耳方法,不过,已改成艾烧瘢令燃以增加负压吸引,而且还是患左灸右,患右灸左。发展至此,可见特性的发展与诊治范围又向前迈进了一大步。

宋代王执中编著的《针灸资生经》,其第三有疝人的治疗记载:"大敦治卒疝,小便数遗溺,阴头中痛,心痛汗出。阴上入腹,阴偏大,腹脐中痛,悒悒不乐,病左取右,病右取左……阴跷疗卒疝,小腹痛,左取右,右取左,立已……华佗疗卒阴卵偏大,取足大趾去甲五分内侧白肉际,灸三壮。炷如半枣核。左取右,右取左。"

《针灸资生经》第六有目翳膜的治疗记载:"张仲文疗风眼,卒生翳膜,两目痛不可忍。灸手中指本节头节间尖上三壮。炷如麦,左灸右,右灸左。解溪主白幕复珠子无所见,目卒生翳,灸大指节横纹三壮,左灸右，右灸左，良。"此篇还有对口眼㖞斜的治疗记载："灸风中脉，口眼㖞斜，其状㖞斜向右，谓左边脉中风而缓，宜灸左，㖞左灸右，炷如麦粒，各二七壮，频灸取尽风气。"此书，由大敦治卒疝，发展至可能小便频数遗溺、阴头中痛、阴上入腹、阴偏大等病，均可由病入左取右，病右取左来治疗，甚至精神类疾病，如悒悒不乐，亦可采用以上疗法。

元代窦杰著的《针经指南》，其中针经《标幽赋》有这样论述："交经缪刺，左有病，而右畔取。泻络远针，头有病而脚上针。巨刺缪刺各异，微针与妙刺相通。"此书指出采用泻络法针刺时，不仅左病取右，右病取左，更明确提出头有病宜在脚上针刺，即上病下治也。

元代杜思敬著的《针灸摘英集》，其中也有对风口眼㖞斜治疗论述，刺足少阳经听会二穴，在耳前陷中"上关下一寸，动脉宛宛中，张口得之"。

宋金元时期是我国历史上一个全面兴盛的时期，缪（妙）刺法也不例外。这时期的缪（妙）刺法，在《黄帝内经》的基础上，不仅对疾病的诊断更加精确，而且开始构建理论基础。如口眼㖞斜，往右㖞时右侧为健侧，灸左侧为补左侧。如有了"目翳膜"和"两目痛不可忍"等。

金元时期，雄居医坛的大家，既重视方药，又重视针灸，尤其是对眼科的理论认识上，不仅有所创新，而且在眼病缪（妙）刺法上更是多有建树，并对缪（妙）刺法的机制进行明确论述，这些都促进了缪（妙）刺法的理疗和应用的发展。

刘河间大家认为，眼科急症多因"火热"，因而有"论目赤肿翳膜皆属于热"的论断。他主张，刺肘膝以下的穴位出血来治疗眼病，为此他创造了一种"八关大刺法"。

张子和大家认为："目不因火则不病……能治火者，一句可了。"他还认为："出血者乃发汗之一端也。"张氏在《儒门事亲》中多采用缪（妙）刺法。《儒门事亲》中记载30多例疾病治愈，多采用缪（妙）刺法中的刺血疗法，还独创形成了自己疗法风格，并将其上升为理论。

李东垣大家对缪刺法中的放血的疗法也有一篇理论研究，在其编撰的《脾胃论》中有论述："三里气，以三棱针出血""于三里穴下三寸上廉穴出血"以治痿证，还有刺足少阴血络以治疗腰痛的经验。

总之，宋金元时期，缪（妙）刺法甚为流行，同时将我国的缪刺法推向一个高峰，并将学到的实践经验开始上升为理论总结。

四、明清时期的缪（妙）刺法

这时期的缪（妙）刺法随着温病学派的兴起，给临床辨证医学注入新的内涵，让中医针灸学也有了新的发展态势。此时的缪（妙）刺法在治疗上应用更多，其理论论述更趋完备。

陈会撰的《神应经》，其中阴疝小便部就有这样的记载："疝气偏坠，以小绳量患人口两角为一，分作三摺，折成三角，如"△"样，以一角安脐心，同时，两角在脐下，两旁尽处是穴。患右灸左，患左灸右，二七壮，立愈。二穴俱灸也可。"又有："膀胱气攻两胁脐下，阴肾入腹：灸脐下六寸，两旁各一寸，炷如小麦大。患左灸右，患右灸左。"这是首次记载腹部病变的缪刺法的灸疗。

汪机的《针灸问对》记载："或曰经病络病，治有异乎？"今邪客于皮毛，入舍于孙络，留而不去，闭塞不通，不得入于经，流溢于大络，即前血络，留而不去，外不得出，内不得入，故也，而生奇病也。病在血络为奇邪，故邪客大络者，左注右，右注左，上下左右，与经相干，而布于四末，其气无常处，不入于经俞，故曰缪刺。亦宜左刺右，右刺左，虽与巨刺同，此刺络而彼刺经也。"汪机认为"病风"或左足移于右足，或右手移于左手，都能用缪（妙）刺法加以治疗。在他的《针灸问对》中还记载："病在上者，阳也。病在下者，阴也……病先起阴者，先治阴而后治阳。病先起阳者，先治阳而后治阴。"以上论述提示我们，病在下，可用腹部阴面去诊治。病在上，则可用背部阳面去治疗。

高武撰的《针灸聚英》中所述的缪（妙）刺法，是在张子和的基础上，肯定、继承和发扬了其中的刺血疗法，如："视其背上即有细红点如疮，以针刺破同时瘥，实解太阳之郁热也。"此病在前，从后背针刺治愈，又是一大发现，创立针眼的新的疗效，成为前病后治的典范。

杨继洲为明代针灸大师，他很重视缪（妙）刺法中的放血疗法。在他著的《针灸大成》中，他认为放血疗法，不仅通经络，而且可达到活血化瘀、逐邪外出的目的。他在《针灸大成》中所述的缪（妙）刺法，除基本抄录了《黄帝内经》缪（妙）刺论的全部内容外，还根据自己的临床经验，对《素问·缪刺论》中的末针刺位置增添了一些相应的井穴来加以说明。是用井穴位置来标注针四末的具体位置点的第一人。这样的标注，对于认清针刺四末的部位及更深层次地认识缪（妙）刺针法，是有积极意义的。

五、新时期的缪（妙）刺法

清代的道光皇帝明令禁止太医院设针灸科，导致针灸学科包括缪（妙）刺法的衰落。从清末至民国时期针灸学科一直处于凋敝状态，缪（妙）刺法亦无进展，这时的放血疗法更是只流行于民间，而无文献记载。

全国著名的中医针灸专家、院士石学敏，1962年给我们上针灸课时就讲了缪（妙）刺疗法。他曾说过，一名乒乓球运动员在北京比赛时出现肘部疼痛而不能参赛，他在其另一手臂相应疼痛的部位进行针刺，于是病痛即刻消失就能参加比赛了，否则只好放弃比赛。还有一名患者因急性腰扭伤而不能劳动，采用缪（妙）刺法治疗后便能劳动了。

贺普仁在1978年2月人民出版社出版的《中医原著选读》一书中介绍了"对刺血疗法的体会"这一专题，论述了放血疗法的作用和适应证，以及在内、外、妇、儿、五官等科的应用。在对眼科的暴发火眼、针眼、胬肉攀睛、睫毛倒入、暴盲、雀目6种眼病进行的放血疗法中就应用了缪（妙）刺法。

1986年4月，安徽科学技术出版社出版了王秀珍撰写的《刺血疗法》一书，是我国第一部刺血疗法专著，书中对缪（妙）刺法进行了描述。1992年4月，四川科学技术出版社出版了刘少林编著的《中国民间刺血术》一书。这两本书的出版,标志着中国的刺血术、缪(妙)刺法上升到一个崭新的阶段。两本书中的眼病刺血术都强调了瘾病失明和角膜炎的缪(妙)刺法,对眼科医学掌握眼病缪(妙)刺法刺血术具有良好的指导意义。

《卫生与健康》中讲道:"耳尖放血治疗结膜炎……在耳尖刺破上皮,挤出一点血,放血后,患者会感到痛痒减轻。还可在耳垂中心用耳针,针刺留针 30 分钟。"如针眼这种眼病,局部取穴不仅可在耳部取穴,还可在后背找红点刺出血治疗,极大丰富了缪(妙)刺法。

杨维杰在 2002 年中国中医药出版社出版的《董氏奇穴针灸学》一书介绍了其针灸特点:一取穴少,二用穴数,三尽量或绝对不针患处,四急症,痛症要求立见效果,五久病难病敢于刺血及深刺久留。我觉得其治病用的主要是缪(妙)刺法。"针刺讲求对应"里讲到犹同,《标幽赋》所云:"交经缪刺,左有病而右畔取,泻络远针,头有病而脚上针。"董氏善用上病下治,下病上治,左病针右,右病针左,绝不在局部针刺,其治病常采用对应穴,效果显著。

2009 年 2 月,人民卫生出版社出版了黄伯灵等编著的《巨刺与缪刺疗法》,以《内经》和历代针灸家的缪(妙)刺法对巨刺缪(妙)刺法从理论上进行探讨,并讲述了其临床应用。这是一本巨刺缪(妙)刺法专著。

六、总结

缪(妙)刺法起源远古,来源于民间,发展于历代,奠基于秦汉,流传于晋唐,明确于金元时期。从古至今形成了一套完整的理论体系。尤其是在疗效上,对许多疑难杂症能起到了立竿见影的效果。它是祖国医学绚丽的花朵,尤其是在当前,缪(妙)刺法是一种完完全全的绿色疗法,它与中医的其他疗法一样,在保护人体健康方面将做出巨大贡献。

1955 年 4 月,毛泽东曾说:"针灸不是土东西,针灸要出国,将来全世界人民都要用它治病的。"目前,世界上许多国家都掀起学针灸热,中国针灸越来越被更多的人接受。缪(妙)刺法是针灸的一部分,将随着新中国针灸的腾飞而兴起。

第2章　缪(妙)刺法简介

一、"缪"字的解释

《素问·缪刺论》："邪客于经,左盛则右病,右盛则左病,亦有移易者,左痛未已而右脉先病,如此者,必巨刺之,必中其经,非络脉也。故络病者,其痛与经脉缪处,故命曰缪刺。"

《素问·调经论》："身形有痛,九候莫病,则缪刺之。"

《灵枢·官针》："凡刺有九,以应九变……八曰巨刺、巨刺者,左取右,右取左。"

缪(妙)刺法是一种左病取右,右病取左,上病取下,下病取上,前病取后,后病取前的与病处交叉取穴的针刺方法。其按经脉取穴,左病取右脉相应腧穴,右病取左脉相应腧穴。凡是针刺深度较深的针刺法为巨刺法。巨刺法也包括在缪(妙)刺法内。有的人认为"巨"为"互",即交互之意,缪亦"交互",之所以又云缪(妙)刺,这是因为缪(妙)刺较巨刺的针刺深度浅。

关于缪(妙)刺法和巨刺法说,是存在争议的。《黄帝内经太素》卷二十三九针之三·量缪刺中,巨刺之"巨"没有写成"互",《内经》原文曰:"愿闻缪刺,以左取右,以右取左,为之奈何?其于巨刺,何以别之?"在《黄帝内经》有关巨刺的论述之后,杨上善注曰:"先言巨刺也。邪气中乎经也,左箱邪气有盛,则刺右之盛经。以刺左右大经,故曰巨刺。巨,大也。"之后,杨上善还注云:"病痛在于左右大络,异于经络,故名缪。缪,异也。"高士宗也赞同杨上善观点,称,缪处,异处也。谓经脉之痛,深而在里,络脉之痛,支而横居。

在《礼·大传》中曾有这样的论述:"五者一物纰缪。"郑玄注:"纰缪,犹错也。"纰缪在汉语词记里,也能解释为错误。《黄帝内经》中有:"缪传引上齿,齿唇寒痛。"这里的缪传意为误传。吴昆注缪刺曰:"缪刺者,左病刺右,右病刺左,身形刺四肢,缪其病处也。"

从以上诸家之注可以看出,巨刺之巨实为"大",巨刺即刺其大经,即经脉;缪刺之缪乃为错处、异处,缪刺即刺其大经之错异之处的大络、血络。

元代窦杰撰的《针经指南》中称"缪"为"妙"也,指缪刺是奇妙的,和正常十二经脉刺法不同。缪刺也当做"缭刺"也。何谓"缪刺"?《简明中医词典》云:"缪刺,古刺法。出自《素问·缪刺论》,又称交错缪刺,指左侧有病取右侧穴,右侧有病取左侧穴的交叉刺法。"千百年来,一直把这种刺法称缪(miù)刺,缪应是谬。谬者,错误也,从此可以看出"缪"应是"缭"(liào)。

中医的针刺有许多的刺法,如"浮刺""经刺""三刺""毛刺"等。"浮刺"是从患者患处的侧旁进行浅刺;"经刺"指当某一经有病时,在该经经脉上进行针刺;"三刺"是把针刺入皮下深度为三层(即先刺至浅层,再较深入,最后刺入更深的部位);"毛刺"指用纤细如毛的毫针浅刺皮肤。缪刺属于毛刺这一类。有病不直接在患处穴位针刺,而是绕到病处的相反部位去针刺,故称缪刺。那么,缪应具有"绕"之意,查许慎《说文解字》"缪"字条下云:"缪,之絜也。"段玉裁注:"即麻也。十束犹十束麻,亦假为谬误字,亦假为谥法之穆。"可见"缪"字的本意,与"缪刺"中的"缪"字的本意,两者所要表达的意义毫不相干。

"缪"应是"缭"。《说文解字》是将"缭""缠""绕"当作同义词来看待的。《庄子·盗跖》:"缭意体而争此,不亦惑乎?"成玄英疏:"缭,缠绕也。"李善注:"缭,犹绕也。"古代书"缭"常作"缪"。《集韵》:"缭,或作缪。"《医古文》文中有"山川相缪,郁乎苍苍"一句,教材注:"相缪,互相盘绕,缪通缭。"应该说,这一解释是非常精确的。由此看来,"缪"为"缭"的通假字。

《标幽赋》中曰:"交经缪刺,左有病而右畔取。"这里的"缪刺"指的也是交叉取穴法。

总之,我国古代医家经过大量临床实践的探索,总结出了许多简捷、实用、疗效神奇的针刺方法,缪刺法就是其中之一。这是一种机体一侧有病,于另侧进行针刺的治疗方法。缪刺法始于《黄帝内经》,散在于《灵枢》的《官针》《始终》《厥病》,以及《素问》的《汤液醪醴论》《三部九候论》《调经论》等篇中。如今,"缪"字念 miào,或说是"缭"均可。另外,缪刺法根据其效果奇妙的特点,还有称为妙刺法的。这也是本书认为以缪通妙的来源,也是本书命名的来源。

二、缪(妙)刺法取穴及应用

(一)取穴

1. 人体 365 穴

人是以肚脐为圆心,手足伸展画成一圆。

穴位是人体经络之气输注于体表的部位,是针灸治疗疾病的刺激点与反应点。穴为孔隙,分经穴、经外奇穴、阿是穴、耳穴四类。

古人说人体有 365 个穴位,实际上远远不止。我们祖先在很久之前就已经知道人体这些刺激点和反应点,总结为"气穴所发,各有各处"论断,并在长期实践过程中形成了 365 穴概念,以及相匹配的理论体系。一年中有 365 天,每天一穴,共 365 穴。

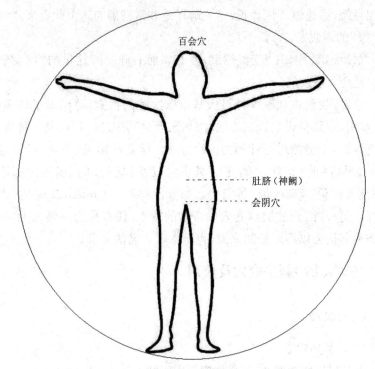

百会穴

肚脐（神阙）

会阴穴

以肚脐为圆心，以手足为半径画圆，人即是圆。

2. 人体的上下、左右、前后定位及对应穴

（1）以肚脐（神阙）和命门两点为基础画一圆，圆上为上，圆下为下。圆上还有圆上之上、圆上之下之分。圆上之上为阳、圆上之下为阴。可谓：百会对应会阴，头对应两足踇趾。

（2）以百会和会阴两穴为基础画一圆，圆左为左，圆右为右。圆左又有圆左上和圆左下。圆右也有圆右上和圆右下。可谓：左乳对应右乳。

（3）以百会、耳尖、腋下为基础画一圆，圆前（包括眼、鼻、口、胸、腹等）为阴；反之，圆后（包括后脑、背、腰等）为阳。前有前上前下，后有后上后下之分。上下、前后、左右均可呈对称，其穴为对应穴。可谓：神

阙对应命门。

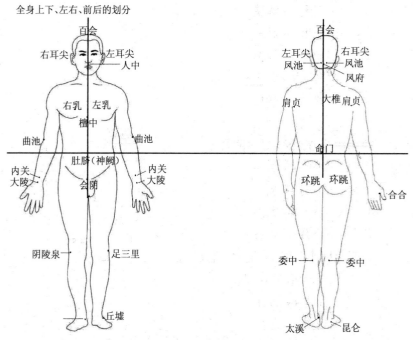

全身上下、左右、前后的划分

以神阙和命门为线分上下。以任督脉为线分左右。以百会耳尖和腋下垂直为一线分前后。

3. 十二经络手足同名称对应穴

（1）手太阴肺经 ↔ 足太阴脾经

      少商 ↔ 隐白

      鱼际 ↔ 太白

      太渊 ↔ 商丘

      列缺 ↔ 三阴交

      尺泽 ↔ 阴陵泉

（2）手阳明大肠经 ↔ 足阳明胃经

商阳 ↔ 厉兑

合谷 ↔ 陷谷

阳溪 ↔ 解溪

手三里 ↔ 足三里

曲池 ↔ 犊鼻

肘髎 ↔ 梁丘

臂臑 ↔ 伏兔

肩髃 ↔ 髀关

（3）手少阴心经 ↔ 足少阴肾经

少府 ↔ 然谷

神门 ↔ 照海

通里 ↔ 太溪

少海 ↔ 阴谷

（4）手太阳小肠经 ↔ 足太阳膀胱经

少泽 ↔ 至阴

前谷 ↔ 通谷

后溪 ↔ 束谷

腕骨 ↔ 金门

阳谷 ↔ 申脉

养老 ↔ 昆仑

支正 ↔ 承山

小海 ↔ 委中

臑俞 ↔ 承扶

（5）手厥阴心包经 ↔ 足厥阴肝经

中冲 ↔ 大敦

劳宫 ↔ 太冲

大陵 ↔ 足跟

郄门 ↔ 蠡沟

曲泽 ↔ 曲泉

（6）手少阳三焦经 ↔ 足少阳胆经

关冲 ↔ 足窍阴

中渚 ↔ 足临泣

阳池 ↔ 丘墟

外关 ↔ 绝谷

肩髎 ↔ 环跳

4. 与缪（妙）刺法有关的头针、耳针、鼻针、眼针、第二掌骨针、手针、足针简介

（1）头针

①头针穴位图

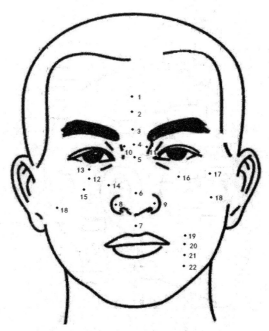

1. 首面；2. 咽喉；3. 肺；4. 心；5. 肝；6. 脾；7. 膀胱/子宫；8. 胃；9. 大肠；10. 乳；11. 胆；12. 臂；13. 肩；14. 小肠；15. 肾；16. 手；17. 背；18. 脐；19. 臀；20. 股；21. 膝；22. 足。

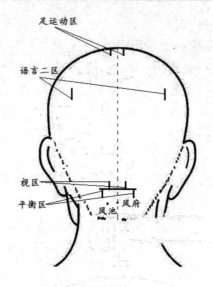

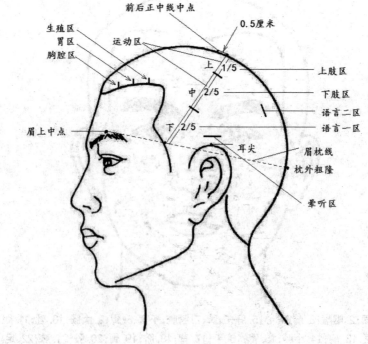

②刺激区及主要作用

a. 运动区：上点在前后正中线中点（百会穴）后 0.5 cm，下点在眉枕线和鬓角前缘相交处，连线即是。

主要作用：治疗对侧下肢瘫痪。

b. 感觉区：运动区平行后移 1.5 cm。

主要作用：治疗对侧上肢疼痛、麻木、感觉异常。

c. 舞蹈震颤控制区：运动区平行前移 1.5 cm。

主要作用：治疗对侧肢体不自主运动、震颤。

d. 血管舒缩区：舞蹈震颤去平行前移 1.5 cm。

主要作用：治疗原发性高血压及皮层性水肿。

e. 晕听区：从耳尖直上 1.5 cm 处，向前后各引 2 cm 的水平线。

主要作用：治疗同侧头晕、耳鸣、内耳性眩晕、皮层性听力障碍、幻听等。

f. 视区：从旁开后正中线 1 cm 的平行线与枕外粗隆水平线的交点开始，向上引 4 cm。

主要作用：治疗皮层性视力障碍、白内障等。

g. 胃区：由瞳孔中央向上引平行于前后正中线的平行直线，从发际向上引 2 cm 即是。

主要作用：对急慢性胃炎、胃十二指肠溃疡等疾病引起的疼痛有一定疗效。

h. 肝胆区：从胃区下缘向下引，与前后正中线相平行的 2 cm 即是。

主要作用：对肝胆疾病引起的右上腹部疼痛有一定的疗效。

i. 胸腔区：从胃区与前后正中线间发际的中点取一平行线，上下各 2 cm 即是。

主要作用：对过敏性哮喘、支气管炎、心绞痛、风湿性心脏病、阵发性室上性心动过速等都有一定治疗作用。

k. 生殖区：从额角向上引平行于前后正中线的 2 cm 直线即是。

主要作用：治疗功能性子宫出血、泌尿系感染、糖尿病引起的烦渴、多饮、多尿和阳痿、遗精、子宫脱垂等。

1.肠区:生殖区下缘向下引2 cm与前后正中线平行的线即是。

主要作用:对下腹部疼痛有一定疗效。

③刺激手法

局部常规消毒、斜刺进针后,每分钟当捻400转以上,方可见效。

(2)鼻针

① 鼻针穴位图

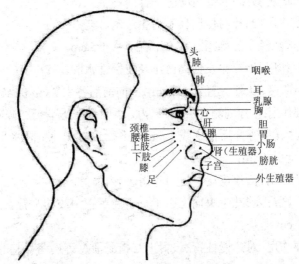

②操作方法

a. 穴位:可探测压痛点或观察鼻部瘀血点等。

b. 针刺法:常规消毒,毫针(0.5寸)或三棱针点刺出血。

③适应证

适用于各科疾病治疗和针刺麻醉。

(3)眼针疗法

①看眼查病:如果病势较轻,还没有干扰到经络,则球结膜(白睛)上经区血管不呈现变化;若病在脏腑或经络,病情较重时,则相应经区的血管呈现变化。

②血管形状的变化与疾病的关系

正常人结膜上的血管细而不明显，生病以后其变化形状有：a. 根部粗大，属于顽固性疾病；b. 曲张和怒张，病势较重；c. 延伸，传变到附近经区；d. 分岔，多发生在瞳仁以下的经区；e. 隆起一条，属于六腑的疾病；f. 模糊成一小片，多发生在肝胆区；g. 垂落，见于胃肠区，多有虫积，见于其他区，多属于血瘀。

③血管颜色的变化与疾病的关系

生病以后球结膜（白睛）上血管颜色改变，关系到病程长短，病势的转归等，颇为重要。各经区的血管在生病后，其颜色有多种不同，因病而异。a. 鲜红：新发病，属于实证。b. 紫红：热盛。c. 深红：病热加重。d. 红中带黑：病势加重。e. 红中带黄：病势减轻。f. 淡黄：疾病将愈。g. 浅淡：虚证或寒证。h. 暗灰：陈旧性疾病。

④针刺治病

根据"看眼查病"和经络分布的八个经区，穴位在眼眶外一周，距离眼球一横指之外，上眶在眼眉毛下际，下眶在边缘 2 分许，共有八区十三穴。在经区内针刺，可直刺，也可横刺，但不可超越经区。

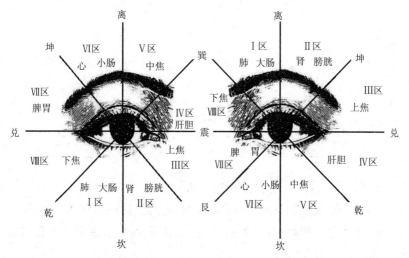

注：参见牟洪林主编《中医治疗糖尿病眼病》一书。

（4）耳针疗法

①耳穴

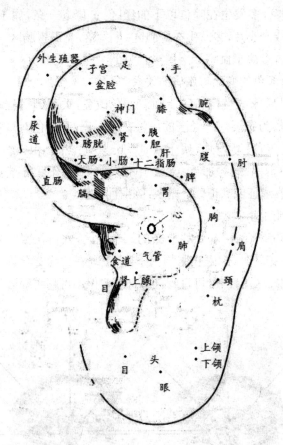

②穴位与治疗

a. 耳穴图如同一个胎儿头朝下的形状。

b. 用针柄或火柴头探测相应部位疼痛点,然后,用毫针刺之。

c. 耳针穴位探测仪:探到敏感点后,以毫针刺之,或用耳针仪将耳针刺入,再用胶布固定。

d. 治疗疼痛时, 除了刺疼痛点相关穴位, 还必须配上神门穴疗效好。

e. 凡内脏腑有病则配上内分泌穴。

（5）第二掌骨针刺疗法

①穴位图

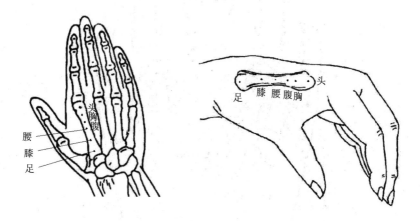

②针刺方法

根据病变, 在第二掌骨相应位置按压找压痛点, 然后, 用毫针进行针刺捻转, 或用针柄、火柴头、牙签按压疼痛点。再每日按压 2~3 次, 每次 2 分钟, 可获得意想不到的疗效。

（6）足针疗法

穴位图

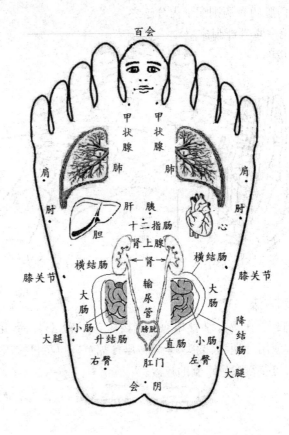

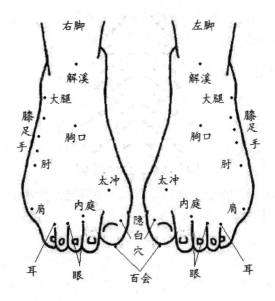

足针一般很少采用,因为其造成的痛感极为强烈,因而,可根据病情改为足部按摩。

（7）手针

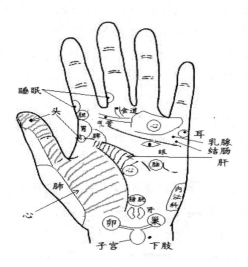

用以上头针、面针、耳针、鼻针、眼针、手针、第二掌骨、足针法中的一种，在相对应区域找出压痛点针之，有疗效。

（二）应用

1. 毫针

缪（妙）刺的第一种刺法是毫针刺络法。《素问·缪刺论》中所述22条临床症状，尽管均未列出针刺处相应的俞穴名称，但都介绍了根据经络走形来刺手足爪甲上与肉交者上的毫针法。

毫针刺络法的取穴不局限于四肢，在《素问·缪刺论》中："刺……各有一痏"，紧接其后就是"左取右，右取左"。历代医家对"各有一痏"注释为"左右手皆刺之"（王冰注），或"刺其左右各一痏"（高增注）。对紧接其后的"左取右，右取左"，多数医家多忽略不释，或释为"当为左取右，右取左"。笔者认为，"各一痏"为病处一针，刺后不动针，然后，在对侧刺一针，用进针来加强刺激，当即就取得疗效。如遇滞针，在相对应的部位刺一针并行强刺激手法，则滞针消失。在治疗颜面神经痉挛时，笔者在痉挛侧采取常规针刺，而在不痉挛处则按痉挛侧针刺部位快针强刺激，或用雀啄手法，患者感到痉挛侧有热感，痉挛即可缓解或消失。此外，在治疗面瘫时，笔者先在患侧进行常规针刺，再刺人中一穴，然后，按患侧针刺部位对应点处快针强刺激，或先刺人中，再刺健侧穴位快针强刺激，如此，一般针10天左右症状即可得到缓解，甚至痊愈。

2. 三棱针放血

按常规消毒点刺放血。

3. 艾灸

灸法亦有泻法，缪（妙）刺法中多采用艾灸的泻法。如前文所述"疝气偏坠，以小绳量患人口两角为一，分作三折成，三角，如"△"样，以一角按脐心，同时两角在脐下，两旁尽处是穴。患左灸右，患右灸左，二七壮，立愈。"故"膀胱气攻两胁下，阴肾入腹，灸脐下六寸两旁各一寸，炷如小麦大,患右灸左,患左灸右"就是说的艾灸治法。

4. 吹气法

如:葛洪撰的《肘后备急方》中就有这样介绍:"以管吹其左耳中极三度,复吹右耳三度,活。"以及"剔左角鬓发,方二寸,烧末,以酒灌,令入喉,立起也。"

5. 手掐法

当没有毫针、三棱针时,可用手掐,一手或双手皆可。在耳穴、第二掌骨穴部位使用。火柴头或牙签亦可。

三、缪(妙)刺法的禁忌与注意事项

为防止意外发生和更好地发挥缪(妙)刺法的作用,应注意以下几点:

(1)毫针疗法、放血疗法、灸法的注意事项也适用于缪(妙)刺法。

(2)贫血者、惧怕针刺者、出血性疾病患者,都应禁用。

(3)较严重的静脉曲张患者,应禁用。

(3)局部长有血管瘤者,应禁用。

(5)应严格消毒,防止感染。

(6)婴幼儿应禁用缪(妙)刺法。

(7)缪(妙)刺法治疗前,应对患者做好思想工作,解除恐惧心理,以防止意外发生。

(8)缪(妙)刺法治疗前,必须对患者全面体检,明确诊断后,才可施针。

第3章 与缪(妙)刺法相关的
学说和研究

与缪(妙)刺法相关的系统和研究有很多,由于篇幅的原因,只能介绍其中重要的几个。

一、与缪(妙)刺法相关的学说

从传统的阴阳学说、经络学说,到现代的全息率学说、DNA 学说都或多或少同缪(妙)刺法有相关的联系。

(一)阴阳学说

《黄帝内经·阴阳应象大论》:"阴阳者,天地之道也,万物之纲纪,变化之父母,生杀之本始,神明之府也,治病必求于本。",《素问·生气通天论》"阴平阳秘,精神乃治。阴阳离绝,精神乃绝。"都是说的人之所以患病必定是由于阴阳失衡所致。阴阳学称为:左侧为阳,右侧为阴;上为阳,下为阴;背为阳,腹为阴。引申至针灸治疗疾病,必须"从阴引阳"或"从阳引阴",这样阴阳趋于相对平衡,方可治愈疾病。缪(妙)刺法就是让阴阳平衡,来达到治愈疾病的目的。

(二)经络学说

经络是人体运行气血联络脏腑,贯穿上下,沟通内外的通路。每个脏每个腑都有一条经络与之联系,身体的两侧都有相对称的脏腑经络。脏与腑亦要靠经络联系,它将人体联络成一个统一的整体。那么,它们是怎样联系的呢?

1. 左右两侧经络通过脏腑相互联结

十二经中的每一经都有对称的两条经脉循行分布于人体左右两侧,这条经脉同属一个脏或腑,于是人体左右两侧经脉通过脏或腑相互联结沟通。换言之,表里关系的脏与腑因为有经络联系,才使人体形成以脏腑经络联系的统一体。

2. 左右经络的交叉循行

同一经的左右两条经脉在循行过程中有的会相互交叉运行,把人体左右两侧联接成一个有机体,如手阳明大肠经交叉人中运行后,形成"左之右,右之左,上夹鼻孔"。

3. 左右两侧的经脉通过督脉、任脉联结

循行于人体左右的阳经交会于督脉,阴经交会于任脉,人体两侧的阳经和阴经通过督脉和任脉连结,使人构成一个统一的整体。

4. 左右两侧的经络通过奇经八脉连结

奇经八脉是指督脉、任脉、冲脉、带脉、阴跷脉、阳跷脉、阴维脉、阳维脉的总称。督、任两脉与十二经脉的关系前文已论述。所要说的是,冲脉、带脉、阴维脉、阳维脉、阳跷脉、阴跷脉也相互连结。冲脉与足少阴经脉并行,为十经之海。带脉在季胁之下,绕身一周,状若束带,以总束阴阳诸经。阳跷脉起于足跟外侧,伴足太阳而上行,阴跷脉起于足跟内侧,随足少阴而上行共司下肢运动。阳维脉起于足跟,出外踝并足少阳等经而上行,以维系诸阳经。阴维脉起于小腿内侧,随足太阳等经而上行,以维系诸阴经。奇经八脉相互之间是密切联系的,如冲脉、督脉、任脉都源于胞中,同出于会阴;任脉、督脉均接于唇内;冲脉、任脉皆会于脐下;阴跷脉、阳跷脉同会于目;阴维脉与督脉都会于项部。另外,奇经八脉与十二经脉也有着不可分割的关系。

5. 经脉与络脉相贯通,络脉网络纵贯全身

脉之直行为经,支而横者为络。人身有十五络。络有"网络"之意,十五络犹如网络纵横全身,经脉与络脉相贯通如环无端。经络上下左右前后贯穿,内外相通内联五脏六腑,外系四肢百骸,全身各处无所不通。

6.十二经别离合出入促进经络连接

十二经别是十二正经离合出入的别入部分,为加强脏腑之间的联系,形成的通路。足太阳之别,下合于腘,入走肾与膀胱,上出于项,会于足太阳膀胱经。足少阳、厥阴经别下合毛际,入走肝胆,上系于目,合于足少阳本经。足阳明、太阴经别,下合于髀,入走脾胃,上出鼻頞,会于足阳明胃经。手太阳、少阴经别下合于腋,入走心与小肠,上出目内眦,合于手太阳小肠经。手少阳、厥阴经别先合于胸,入走三焦,上出耳后,合于手少阳本经。手阳明、太阳经别,均走肺与大肠,上出缺盆,合于手阳明大肠经。它们各按阴阳表里关系分为六组,先从体表而入本脏本腑,然后或离或合,上出头项再合于六阳经脉,故有六合之称。

7.十二经筋促进经络联结

十二经筋是十二经脉之气、结、聚、散、络于筋肉关节的体系,是十二经脉的附属部分。它们的循行与分布与十二经的体表通路基本是一致的。但其循行走向都是从四肢末端走向头身与十二经之走向有上行与下行之别者有所不同。足三阳经筋起于足趾,循股外上行,结于面部。足三里经筋起于足趾,循股内上行结于阴器。手三阳经筋起于手指,循臑外上行结于头部。手三阴经筋起于手指,循臑内上行结于胸部。它们之间的联系,除如上述手足三阳三阴在头面胸腹部分组结合以外,各经在循行中途两线踝、腘、膝、股、髀、臂、腕、肘、腋、肩、颈等关节或筋肉丰盛处,并且与邻近的其他经相联结,特别是足厥阴经筋除结于阴器外;还可以总络诸筋。从经筋受经气的灌输布于体表而有多种联结的情况看,可以明确其主要作用是在于联辍百骸维络周身的皮肉筋骨而成为有机的统一体。

8.十二皮部促进经络联结

十二皮部是十二经脉机能活动反应于体表的部位,也是络脉之气散布的所在。它的分布是以经脉为准。由于它居于人体的最外层,所以是机体卫外的屏障。在病理上,邪气可通过皮部而深入络脉、经脉以至于脏腑,而五脏有病亦可通过经脉、络脉反应于皮部。由此可见皮部与肉部也是息息相关的。它亦是我们采取缪(妙)刺法的诊断依据。

9. 八脉交汇穴

对称交经八穴,是十二经脉与奇经八脉脉气相通的八个穴位,这些穴位分别是后溪、公孙、列缺、足临泣、照海、申脉、内关、外关。

10. 八要穴歌

"肚腹三里留,腰背委中求,头项寻列缺,面口合谷收,心胸取内关,小腹三阴谋,坐骨刺环跳,腿痛阳陵透。"这也是缪刺法的具体应用。

(三)全息率学说

20 世纪 80 年代发现了生物的全息医学,即全息率学说。此学说为古老的中医整体观念赋予了全息生命学的内涵。全息率学说是指:"生物体每一个相对独立的部分在化学组成上的模式与整体相同,是整体的成比例的缩小。"在人体的每一个节肢部分,不管是最长的股骨,还是较短的指骨都恰似人体的缩影,每一相对独立的小块如一点肌肉,一根头发,一个脏器,一个耳朵,一个鼻子……都包含整体的全部信息。这样就可以局部的状况探索整体信息,也可以整体为指导来进行局部研究。中医早就有头针疗法、耳针疗法、鼻针疗法、手针疗法、第二掌骨疗法、腹针疗法……有国内学者报道指出,人体穴位的分布似乎也存在着同样的规律,它们交错支配着穴位的分布。缪(妙)刺理论中的"左刺右,右刺左,上病刺下,下病刺上,前病后治,后病前治",无论穴位对应还是痛点对应,用全息率学说来释义,这些都是人体某个部位的全息胚上相关的位点。

(四)DNA 学说

DNA 学说是指每个人都有自己的 DNA,全世界有 76 亿人口,没有两个人的 DNA 是完全相同,就是一对双胞胎,他(她)们的 DNA 也不完全相同,这揭示了人体各异性同时也揭示了缪(妙)刺法不一定人人都能取得同样的效果的差异性。DNA 学说里包含着人体的共性,人体的每一个细胞可以查出一个人的 DNA，许多细胞组成器官组织都具有生物的全息。从中医的角度来看全身具有五脏六腑，四肢百骸，局部的组织器官照样也有五脏六腑，四肢百骸的对应点。针刺任何部位的点都能治疗和治愈相对应点的五脏六腑，四肢百骸的疾病。

二、与缪（妙）刺法相关的研究

科学突飞猛进的发展，促使现代医学的研究上了快车道，同时也打开了人体的许多奥秘。众所周知的大脑左半球主宰右半身的运动，右半球主宰左半身的功能，故在此不赘述。

（一）肌电图研究

康泰隆的这项研究共测试三角肌 46 例，选穴肩髃、臂臑；臀大肌 28 例，选穴环跳、居髎；腓肠肌 30 例，选穴合阳、飞扬。先将单芯同轴针电极插入上述肌群的肌腹部，记录针刺前 1、2、3 分钟的肌电位。然后，在预定穴位上，用毫针刺入穴位内适当深度。此后，在被测者无酸、重、胀、麻等感觉的情况下，行平补平泻的手法运针，捻转幅度约为 180°，提插幅度为 2~3cm，刺激频率为 80~90 次 / 分钟。被测者有酸、麻、胀、重感觉时，分别测 1、2、3 分钟双侧相同肌群的肌电变化。结果显示：刺健侧穴位可使对侧病变肌电位变为肌电位。在健侧针刺穴位得气时，在 1~2 分钟内有明显肌电位变化，对侧相同肌群上未作针刺亦有明显的肌电位变化，同时对侧相同肌群的病变肌电位能改变为正常肌电位。病变的肌电发放特征是：肌紧张电位当改变为正常肌电图时，痛性肌电位消失后表现为静息肌电位。在 42 例病变肌群观察中得到改变为正常肌电位有 37 例，占 88.1%，其中有 5 例病变肌群未能转化成正常肌电位，占 11.9%。

（二）体感诱发电位（SEP）研究

王国泽随机选取了经头颅 CT 检查确诊为脑梗死的脑卒中偏瘫住

院患者 40 例。检查前 12 小时,停服有关药物并采取同样对照方法,首先对患者进行巨刺并观察针刺前后两侧体感诱发电位,隔日再对同一名患者进行另一侧肢体针刺并观察针刺前后两侧体感诱发电位。取穴:合谷、曲池、肩髃,常规消毒后,进针。有针感后,连接 G6805 治疗仪,电针 20 分钟,两次刺激参数相同,体感诱发电位检查采用丹麦产 2000—C 型肌电脑诱发电位仪。患者仰卧位,刺激放于腕正中神经部,直流方波刺激。刺激强度以拇指外展肌微动为准,频率为 2Hz,分析时间为 100ms,滤波频带为 20~2000Hz,叠加 200 次,记录电极分别位于对侧顶位,参考电极位于前额位。由于脑卒中偏瘫患者脑组织有不同程度损害而使机体感传导通路神经纤维受累冲动传入难以同步而发生离散甚至阻滞,SEP 表现为潜伏期延迟,波幅降低甚至波形降低和波形消失。结果显示,巨刺后,患侧 SEP 的潜伏期有明显的改善。与针前比较呈非常显著的差异($P<0.01$),而健侧也呈显著差异($P<0.05$)。

(三)脑血流动力学研究

吴刚等对 12 例急性期脑梗死的患者和 22 例非脑卒中患者采用经颅多普勒(TCD)对照观察巨刺前后脑血流动力学的改变。针刺取穴为合谷、太冲、外关、足三里,采用电针连续波针刺强度为 0.5~1,针刺深度为 2.64 cm。采用 TCD 诊疗仪用 2MHz 固定探头固定于一侧颞窗,超声深度为 50~56mm,超声纠正角度为 0 度,选血流指数最稳定的大脑中动脉(MCA)进行观察,嘱患者放松,平卧静息,防止屏气或过度换气。脑梗死组病例分别针刺偏瘫侧和健侧肢体,观察病灶侧 MCA 血流变化,记录针刺前后的 MCA 平均血流速度(Vm),血流阻力指数(RI)。对照组病例观察任意一侧 MCA 的血流变化,记录针刺同侧和对侧肢体前后 MCA 的 Vm 和 RI 值变化,两组病例均在针刺后每分钟记录一次,共取 5 次平均值,针刺患侧时,间隔行针 15 分钟。结果显示,不论用巨刺或非巨刺法,针刺后都可引起病灶侧 MCA 的 Vm 下降。由于血管管腔截面与血流速度呈反比,故 Vm 下降提示,针刺可能是通过扩张脑血管改善脑血流灌注而达到治疗效果。

(四)B超观察胆囊收缩研究

刘光亭等将60例胆囊疾病患者随机分为左阳陵泉组、右阳陵泉组和双阳陵泉组,每组各20例。在B超下观察3组对胆囊收缩和胆总管扩张的影响,结果显示,左阳陵泉组和右阳陵泉组对胆管系统有同样效应。

(五)镇痛的实验研究

李字智等用50只大鼠造模关节炎炎性痛,用缪(妙)刺法和正常刺法治疗,结果均有较好的镇痛作用。但以左右缪刺法为优,其部分起效机制可能激发中枢神经系统中镇痛物质的调节功能。

(六)弱激光照射研究

乔玉珍采用观察50例受试者中直接照射左侧曲池穴后,有47例曲池穴的温度均有不同程度的升高,最高升至1.8°,最低降至0.1°,2例温度无变化,1例下降0.3°,平均升高温度为1.2°。证明,曲池穴照射后温度的升高与照射前有显著差异。

下篇

各论

第4章 疼痛病

一、头痛

【概论】

头痛是患者的一种自觉症状,常出现于多种急慢性的疾病中,而且临床上极为常见。缪(妙)刺法治疗头痛,是以头痛作为主要症状。历代有多种名称,如《素问·风论》篇有"脑风""首风"之名,《证治准绳》有"头风"之称。头为诸阳之会,凡五脏精华之血,六腑清阳之气,皆上会于头。六淫外袭,上犯巅顶,或为寒遏络脉,或为热扰清窍,或为湿蔽清阳,均可导致头痛。但一般感受外邪,多必夹风,所谓"巅顶之上,唯风可到""伤于风者,上先受之",即为此意。内伤诸痛,如气血虚弱、络脉失养、肾水不足、肝阳上亢,或情志不遂、木郁化火,或瘀血痰饮等,均可能致气血阻滞而逆乱,或不足以上荣而产生头痛。

缪(妙)刺法治疗的头痛,主要是外感风、寒、湿诸邪引起的头痛,运用此法可取得立竿见影的疗效。对于内伤引起的火郁头痛、瘀血头痛、湿邪头痛等,缪(妙)刺法也可减轻症状,有时,甚至取得意想不到的效果。

【病因病机】

1. 外感头痛:外感头痛,多因起居不慎,坐卧当风,感受风、寒、湿、热等外邪,而以风邪为主。所谓"伤于风者,上先受之",故外邪自表侵袭于经络,上犯巅顶,清阳之气受阻,气血不畅,阻遏络道,而致头痛。风为百病之长,多夹他邪而发病。若夹寒邪,络道郁阻,而为风寒头痛;若夹湿邪,湿蒙清窍,使清阳不升,而致风湿头痛;若风夹热邪,火热上炎,则能侵清窍,致风热头痛。

2. 内伤头痛:内伤头痛的发病原因多与肝、脾、肾有关。因于肝者,一因情志不和,肝失疏泄,郁而化火,上扰清窍,而为头痛;一因木火伤阴,肝失濡养;或肾水不足,水不涵木,两者均能导致肝阳上亢,而成头痛之巅顶痛。因于肾者多由禀赋不足,或房事不节,肾虚亏耗,脑髓空虚,而致头痛、耳聋耳鸣等症。也有肾阳衰微,清阳不展所致。因于脾者,多系劳伤过度,或病后体虚,饮食不节,脾胃虚弱,致气血亏虚,而致头痛;或脾失健运,痰湿滋生,痰浊上扰,阻遏清阳,亦可发生头痛。

3. 外伤跌扑头痛:外伤跌扑、气滞血瘀,亦可形成瘀血头痛。叶天士所谓的"久病入络"之说,也是头痛原因之一。

【辨证】

1. 风寒客络:发作时,痛势阵作,风盛者呈走窜痛,寒重者痛有定处,湿盛者头重如裹。前额痛多湿,后头痛、偏头痛多风,巅顶痛多寒。可窜痛,可刺痛,可钝痛,可阵痛,可昏痛,可胀痛,可头痛如裂等。头痛每次发作可持续数分钟,数小时或数天,也有持续数周甚至数年的。亦可通过化验、CT 等现代检查方法排除脑瘤、脑出血等病变。

2. 肝阳上亢:痛而兼胀,尤以头之两侧为重,心烦善怒,面赤口苦,脉弦而数,舌质红而苔黄。

3. 气血不足:痛势绵绵,头目昏重,神疲无力,面色无华,喜温恶凉,如过度操劳者,或用脑过度者则尤为突出,脉细弱,舌苔薄白。

【缪(妙)刺法治疗】

1. 左病右治,右病左治:先取人中穴,毫针刺入,再取刺患侧压痛点,毫针刺入,留针。然后,取健侧的疼痛对称点,毫针刺入,行强刺激至疼痛停止。

2. 上病下治,下病上治

(1)全头痛:取头之太阳、风池穴或疼痛点,毫针刺入,再针刺外关、合谷穴,行强刺激,或针刺下肢的足三里、阳陵泉、昆仑等穴,行强刺激,可立即止痛。如风寒者重,再针刺外关、合谷穴;如风湿者重,再针刺足三里穴,刺之。

（2）前额痛：取阳白穴，毫针刺入，留针，下取足三里穴，行强刺激，可立即止痛。

（3）后头痛：取攒竹、风池穴，毫针刺入，留针，远端可取后溪穴，刺入，行强刺激，或针昆仑穴，行强刺激，直至痛止。

（4）偏头痛：偏头痛是一种原因复杂的临床综合征，以女性患者多见，表现为周期发作性的头痛，绝大多数为单侧性，有遗传倾向。中医认为其多属"血瘀头痛"，而西医则称其为"血管性头痛"。其诊断要点多以青春期前后发病，发作常与月经周期有关。周期性发作者，每次发作的过程相似；头痛的部位多位于额、颞、眼眶部，局限于一侧，个别为两侧交替性发作，可伴有胃肠道及自主神经症状，如恶心、呕吐、流泪、眼结膜及鼻黏膜充血等症。取健侧对应点刺，入行强刺激外，也可取患侧局部阿是、太阳、风池穴，毫针刺入，并留针，再取患侧外关、对侧合谷，刺入，行强刺激，或针下肢阳陵泉穴，行强刺激。

（5）巅顶痛：为厥阴肝经疼痛，多见于妇女的"闪辉性暗点"头痛。取合谷穴，毫针刺入，留针，然后针大陵穴或劳宫穴，行强刺激。

3. 虚性头痛缪（妙）刺疗法

（1）血虚头痛：取足三里、三阴交、曲池穴毫针刺入，留针 30 分钟。

（2）气虚头痛；取合谷、足三里、三阴交穴毫针刺入，留针 30 分钟。

（3）气虚补气，取合谷穴刺入；若血虚补血，取曲池、足三里穴刺入。

4. 耳针：取头、眼、神门等区刺入。

5. 足针：取大蹑趾头，毫针或三棱针点刺放血。

6. 手针：手的大拇指尖，毫针或三棱针点刺放血。

7. 第二掌骨的头区压痛点，毫针刺入，捻转，立即止痛。

8. 取列缺穴针刺（"头项循列缺"）。

二、三叉神经痛

【概论】

三叉神经痛，是中医"偏头痛、面痛"的范畴，但又具有自己的特殊疼痛特点。三叉神经痛，有"扳机点"，遇到寒凉或触摸等刺激，会突然引起阵发性电击感，或短暂性的剧烈疼痛。本病多发于40~60岁，青少年及70岁以上的老人少见，以女性患者居多。在临床上，可分为原发性和继发性两种。原发性者，病因至今尚不清楚。继发者，多与眼、鼻、牙齿的炎症刺激，以及病毒感染、肿瘤压迫、神经组织营养不良等有关。笔者认为，与寒邪入少阴经有关。三叉神经痛很少自愈，常反复发作。

【病因病机】

中医认为，本病为寒邪外袭，循足少阴肾经造成经络阻滞不通，寒邪收引而致剧痛、卒痛。寒邪入久化热，加之肝胃郁热上冲，寒热相争，也可造成经络的拘挛疼痛，或因阴虚阳亢，虚火上炎所致。缪（妙）刺法治本病可取得立竿见影之效，然后，配合中药，可完全治愈。

【辨证】

1. 风寒型：颜面疼痛突然发作，有电击感，闪电样疼痛，疼痛剧烈，难以忍受，痛如针刺、刀割，每次发作数秒钟或数分钟，一天可发作多次。发作严重频繁者，常伴有局部抽搐、流泪、流涕等症，舌苔白，脉弦紧。

2. 肝胃郁热型：除上述典型症状外，兼有烦躁、易怒、口渴、便秘、苔黄而干、脉弦数。

3. 阴虚火旺型：病势较缓，疼痛较轻，但仍具有阵发性，兼有颧红、腰酸、神疲乏力，每遇劳累则面痛发作加剧，舌红少苔，脉细数。

【缪（妙）刺法治疗】

一般患有此病者，在寻求中医治疗时，大多经过西医诊断，并口服卡马西平止痛。服药后，症状减轻，但无法根治。中医可采取中药麻黄附子细辛汤加减治疗同时，采取缪（妙）刺法治疗。

1. 左病右治,右病左治。

（1）先刺人中穴,再取攒竹、太阳、下关、四白、颊车、迎香穴,毫针刺入,"扳机点"不可针刺或碰触。然后,针刺健侧相应穴位并采用雀啄手法,行高频率强刺激,使患侧温度升高,经络通畅,疼痛可停止。

（2）取患侧的攒竹、太阳、下关、四白、颊车、迎香穴,毫针刺入,留针,不动针。再针刺患侧的外关和健侧的合谷穴,行提插捻转强刺激,可使疼痛立即减轻至消失。每日针 1~2 次,每 5 天为 1 个疗程。

（3）耳针法:

①取健侧的三叉神经点、健侧耳垂压痛点、耳的神门穴,毫针刺入,行捻转强刺激,三叉神经痛可止。

②先刺人中穴,再刺患侧三叉神经痛点(耳垂上)和神门穴,健侧耳针行强刺激,也可立即止痛。

2. 上病下治,下病上治

足三叉神经点:

①取患侧的足三叉神经点,其在足大趾趾头与第二趾趾头交汇处,刺入,行强刺激,可立即止痛。

②取健侧的足大趾的三叉神经点,刺之,行强刺激,也可立即止痛。

3. 取手的灵骨穴,其在手背拇指与示指叉骨间,第一掌骨与第二掌骨结合处,可刺患侧或刺健侧,或患和健侧同刺。

4. 取健侧太阳、丝竹空、地仓穴,刺入留针 60 分钟。另取健侧手小指爪甲跟正中处,刺之,行中度刺激,留针 30 分钟,每日 1 次。

5. 取第二掌骨的病同侧或健侧头区压痛点,强捻转刺激。

6. 取耳的头区压痛点、同侧或两耳的头区压痛点,毫针刺入。

附中医中药治疗:

1. 风寒型:遇寒则引起疼痛剧烈且喜热怕寒者,用麻黄附子细辛汤。细辛可用 10 克,但必须用生石膏 30 克,或龙胆草 30 克相佐,若无生石膏和龙胆草,细辛不能用。一般情况下,右侧三叉神经痛用生石膏 30 克,左侧三叉神经痛加用龙胆草 30 克。

2. 肝郁气结、郁而化火、肝阳上亢的三叉神经痛患者，可采用菊花茶调散或天麻钩藤汤加减。

3. 阴虚火旺型：这类三叉神经痛患者可用知柏地黄丸、左归丸等方辨证加减。

4. 有痰的三叉神经痛患者，可用半夏白术天麻汤，痰火三叉神经痛者用温胆汤。

【按语】

辨证准确，用药精当，准能有疗效，并能痊愈。

三、牙痛

【概论】

牙痛是口腔科最为常见的症状。其致病原因多种多样，有牙齿本身的疾病，如牙周组织的疾病；还有牵扯痛、三叉神经痛引起的附近组织疾病，以及其他疾病，如流感、更年期障碍、神经官能症等。

牙痛由于其病变部位及引起的原因不同，痛的性质程度也不同，一般分为自发性疼痛、钝痛和因物理、化学刺激出现的激发痛，多表现剧烈。

【病因病机】

手足阳明之脉均循齿中，如大肠、胃腑有热，或风邪外袭经络，郁于阳明而化热化火，都能上犯齿部而导致牙痛，又因齿为骨之余，肾主骨，故肾虚火炎亦为齿痛原因之一。多吃甘酸，或湿热蕴于阳明而损齿，又为龋齿牙痛病因之一。

【辨证】

齿痛甚剧，伴有口臭、苔黄、口渴、便秘等症者，乃阳明火邪为患；如痛甚而肿起，兼形寒身热，脉浮数等症者，为风火牙痛；如隐隐作痛，时痛时止，晚上痛甚，口不臭，脉细数，舌红无苔者，多为肾虚牙痛。

【缪（妙）刺法】

1. 左病右治，右病左治。

（1）先取人中穴,毫针刺入,再取患侧太阳、下关、颊车穴或压痛点（阿是穴),毫针刺入。然后,再取和患侧相对应的穴位刺入,行强刺激,可止牙齿痛。

（2）先刺人中穴,再刺患侧耳垂的压痛点,最后刺健侧耳垂压痛点,行强刺激,可立即止痛。亦可在两耳尖放血,牙痛亦止。

（3）取耳垂的牙区压痛点毫针刺入,行强刺激,可立即止痛。

（4）取健侧耳垂牙区压痛点,毫针刺入,行强刺激,可立即止痛。

（5）取第二掌骨牙区压痛点,毫针刺入,行强捻转刺激,可立即止痛。

2. 上病下治,下病上治

（1）手掌上的牙痛穴:握拳,无名指指尖所触之处,亦即第三和第四掌骨之间。医者用手掐按,患者立感牙痛减轻,随即将消毒的毫针刺入。可先刺患侧,再刺健侧。

（2）下牙痛,可先刺患侧的外关、合谷穴,行强刺激。若牙痛不止者,刺人中穴,再刺健侧外关、合谷穴,行强刺激。

（3）上牙痛,可先刺患侧外关穴,以及健侧合谷穴。亦可刺患侧太阳穴,行捻转刺激,一般可立即止痛。若痛不止,立即刺人中穴,然后刺对侧太阳穴,用提插捻转法,可立即止痛。

此外,上门牙痛可刺人中穴以止痛;下门牙痛可刺承浆穴以止痛。

（4）取足部穴

①取内庭、陷谷穴,然后,用毫针在患侧和健侧同时刺入,行强刺激,即可止痛。亦可刺足三里穴。

②对肾虚牙痛患者,用毫针在双侧上肢刺鱼际、列缺穴,下肢刺太溪、照海穴。

四、眼痛

【概论】

眼痛可有许多眼病,如青光眼、角膜炎等,以及全身疾病引起。眼痛反过来也是急性青光眼的一个主要症状,其痛难耐。中医认为,在治疗急性青光眼的同时,可应用缪(妙)刺法先治疗眼痛为宜。中医强调"急症先治"原则,先治"眼痛",然后,再治原发病。

【病因病机】

本证多因外感风热,郁而不宣;或因肝胆火盛,循经上扰,致经脉闭阻,血瘀气滞而发。紫外线照射引起的角膜炎也可造成眼痛。

【辨证】

目赤肿痛,怕光流泪,眼睑难开,并兼有头痛、发热、脉浮数等症,为风热;如兼有口苦、烦热、便秘、脉弦等症,为肝胆火盛。

【缪(妙)刺法治疗】

1. 左病右治,右病左治。

(1)先刺人中穴,再用毫针刺患侧的攒竹、太阳、四白、风池、外关穴,随后,刺健侧的合谷穴。然后,再用毫针针刺健侧与患侧相对应的穴位,最后,采用强刺激,观察患眼变化。若还痛,再行健侧强刺激。

(2)先用毫针刺入人中穴,再用三棱针点刺耳尖放血,或用三棱针点刺双耳尖放血。

2. 上病下治,下病上治。

(1)右眼痛取左手的眼区穴(中指根部掌侧),毫针刺入,行强刺激。左眼痛亦同此法,右手的眼区穴。

(2)双眼痛刺双手的眼区穴,行强刺激。

(3)右眼痛刺左下肢足的眼区穴,左眼亦同此法,或刺双足的眼区穴。

(4)双眼痛刺双合谷穴,单眼痛刺(对侧)合谷穴,然后行强刺激。

3. 第二掌骨的眼区找压痛点,用毫针、牙签、火柴头、手指甲强刺激,都能止痛。

五、颈椎痛

【概论】

颈椎痛,可见于颈椎病,又称颈椎综合征、颈椎臂综合征和落枕病,属于中医学的"痹证""落枕""眩晕"范畴。主要由于颈椎椎间盘损伤或退变,或颈椎受风寒,而造成脊柱内外平衡失调引起颈椎骨、关节及周围韧带、肌肉产生一系列的病理变化,从而刺激或压迫脊神经、脊髓、交感神经和椎动脉等,出现颈肩臂疼痛,并伴有头晕、心悸,甚至大小便失禁等相应的临床表现,是中老年常见病,多发病。现在"低头族"的青少年多是玩儿电脑、手机游戏,使颈椎病发病年龄大大提前。目前,已有仅 13 岁少年因颈椎病而手术的病例。

【病因病机】

内因:颈椎椎间盘一般从 30 岁后开始退变,使椎间盘变薄,椎间隙随之发生狭窄,关节松弛,关节突接触面增大,关节产生骨赘,致椎间孔缩小,后纵韧带和黄韧带松弛皱缩,椎管内径相对狭窄。

外因:颈椎外伤尤其青少年颈椎外伤,如倒立、翻滚、高处坠跌,是发生颈椎病痛的重要因素。慢性颈椎损伤,由于长期伏案工作,或体位不正或从事特殊工作等,或因枕头过高,体位不正,又感风寒,均可引起颈部肌肉、韧带的慢性损伤、关节松弛,继而形成椎体不稳,为骨赘的形成提供了条件。

【辨证】

颈椎病的临床表现比较复杂,由于病变部位不同,可刺激或压迫脊神经、脊髓、交感神经或椎动脉,而产生各种相应症状。临床常把颈椎病痛分为以下几种类型。

1. 颈型:颈椎酸痛或疼痛,颈椎强直,有僵硬感,颈部活动受限,病变处肌肉痉挛,局部压痛。

2. 神经根型:持续颈肩部疼痛,呈阵发性加重为主要症状。患侧上肢可能出现明显根性症状,如手指麻木、疼痛、乏力、肌肉萎缩、咳嗽,或颈部活动至某个体位时,可诱发症状加剧。

3. 脊髓型:早期下肢发紧、无力、步履欠稳,膝部有沉重感而出现跛行,步履困难,上肢酸沉无力,持物坠落,四肢有触电样感觉,伴有头昏,头痛,尿频尿急,排尿不尽,排便无力。后期可出现瘫痪、大小便失禁等症状。

4. 交感型:颈枕痛或偏头痛,头昏目眩,视物模糊,心慌胸闷,肢体发飘,肤温低或手足发热,四肢酸胀,一般无上肢放射痛或麻木感,个别患者还可出现视觉、听觉异常。

5. 椎动脉型:颈枕痛或颈肩痛,颈部活动不利,阵发性眩晕,有时出现头昏头痛,恶心呕吐,耳聋耳鸣。严重者可出现共济失调、失眠、猝倒等症状,上述症状可因颈部转动或侧屈至某一位置而诱发或加重。

颈椎 X 线片检查时,正位片可见椎间隙变窄,颈椎关节增生;侧位片可见颈椎生理曲度消失,变直,椎体和关节突向前滑脱,受累间隙变窄,相邻椎体前后缘唇样增生,项韧带钙化。脊髓型颈椎病还可做颈椎CT 扫描和磁共振成像检查,这两项检查能提示颈椎间盘向后突出,压迫脊髓。

【缪(妙)刺法治疗】

1. 左病右治,右病左治

(1)先用针刺人中穴,再用毫针刺患侧压痛点,然后取健侧相应点针刺之,行强刺激。

(2)取健侧的患侧压痛点的对应点,毫针刺入,行强刺激。

2. 上病下治,下病上治

(1)取上肢手上的落枕穴,先刺患侧,行强刺激,嘱患者转动颈部。若颈部仍痛,再刺健侧落枕穴,行强刺激捻转,两落枕穴同时捻转,颈痛立止。若颈痛牵扯肩胛者,加刺双侧后溪穴。

(2)取下肢穴

①取患侧阳陵泉穴, 4 寸毫针(13.2mm)直刺 2~3 寸(0.6~9.9mm),行提插捻转手法,留针 30 分钟。

②取双侧阳陵泉穴,针法同上。

(3)取患侧手的第二掌骨颈椎压痛点,毫针刺之,捻转止痛。

(4)后病前治:毫针刺入人中穴后,退针至皮下,针尖再向患侧45°刺入,然后捻转强刺激,同时嘱患者活动颈部,可使疼痛消失。

(5)皮部血络缪(妙)刺:在第6颈椎至第4胸椎范围内,寻找皮部呈现瘀血的血络刺之。技法要准确而浅刺,深度在1~3mm,可放血。

(6)双侧合并穴法:选择与患侧相对应的腧穴,以及部分阿是穴,如左颈疼痛取相对应的右颈项腧穴,双侧疼痛则取双侧腧穴。用2寸(116mm)毫针直刺2~3寸,采取捻转提插针法,使针感上下放散。每10分钟动针1次,留针30分钟,每日针刺1次,每10次为1个疗程。

配合分型论治:

神经根型:配健侧极泉、曲池、手三里、小海、阳溪等穴。

脊髓型:配背俞、环跳、风市、委中、阳陵泉、承山等穴。

交感型:配膻中、天突、心俞、膈俞、肝俞等穴。

椎动脉型:配太阳、印堂、头维、翳风、风池、风府等穴。

(7)不能仰头的颈椎痛,刺承浆穴;不能低头的颈椎病,刺人中穴。

【按语】

本病患者大多有长期低头伏案职业史。患病后,应养成仰头挺胸的生活习惯。睡眠时,枕头高低适中,也可用药枕辅助治疗。注意肩颈保暖,避免外感风寒。患者早晚可做颈椎保健操和颈椎"龟缩运动",一般为3~5分钟,以加强颈部功能锻炼。

六、肩关节痛

【概论】

肩关节痛常见于肩关节炎,简称肩周炎,因多发于50岁左右的中老年人,故又称"五十肩",中医还称"漏肩风""肩凝症"。它是由于肩部软组织退变、损伤而引起的肩部疼痛、肩部运动障碍。其早期患肩软组织出现广泛性无菌性炎症,后期肩关节活动功能受限。

【病因病机】

1. 肩关节退行性改变:本病患者一般在 50 岁左右,进入了中老年,肩关节周围组织逐渐出现退行性改变,组织增厚,脆性增加,祖国医学认为,因年老体弱,肝肾亏虚,气血不足,久之筋脉拘急不用,则肩关节活动受限。

2. 损伤和劳损:肩关节在长期频繁活动进程中或在突然的外力作用下,关节周围肌肉、肌腱、关节等受到牵拉,扭转磨损,尤其是肌肉的附着点或狭窄处肌腱、腱鞘更易受损,引起局部充血、水肿、纤维化、粘连等一系列创伤性炎症反应,导致肩周粘连,肩关节活动受限,产生肩关节疼痛。

3. 风寒湿邪侵袭:睡眠时,肩部外露,或久居湿地,风寒湿邪乘虚侵袭,留于络脉,导致经脉失养,活动障碍,拘急疼痛。

【辨证】

初期肩部活动时有疼痛, 1~2 周后,外展、外旋、后伸、上举功能都开始受限,夜间肩部出现疼痛。检查时,可见患肩前、后、外侧有压痛,严重者肩臂肌肉萎缩。检查者一手摸住患者肩胛骨下角,一手将其患肩外展,若其肩胛骨也随之向外上转动,说明肩关节已发生粘连。肩关节 X 线检查一般无异常,后期部分患者可出现肱骨头骨质疏松症状。

【缪(妙)刺法】

1. 左病右治,右病左治

(1)取健侧肩三针(肩髃、肩髎、肩贞)和患者压痛点或活动出现的痛点的对应点,用毫针行强刺激手法,令其做上举、后展、梳头、摸健侧的耳朵的各种动作。每次留针 30 分钟,每 10 次为 1 个疗程。

(2)毫针刺患侧肩三针和压痛点,然后再刺健侧的患侧针刺对应点,行捻转提插强刺激手法。健侧行强刺激后,将患侧上的针取下,令患者做各种动作。而健侧留针 10 分钟,动针 1 次,患侧继续运动,直至疼痛停止,能做各种动作。每日针刺 1 次,每 10 次为 1 个疗程。

2. 上病下治,下病上治

1. 上病下刺

（1）用 4 寸毫针刺患侧"条山穴"（条口透承山），先针尖向上，行强刺激，退针，针尖至皮下，再直刺，行强刺激；退针，针尖至皮下，再向下刺，行强刺激，让患者做肩部活动，直至能上举。每天针 1 次，每次留针 30 分钟，每 10 次为 1 个疗程。有的患者针刺 1~2 次就能见效。肩痛、手臂不能后背者，刺后溪穴。

（2）取手第二掌骨的肩部对应点，先刺患侧，后刺健侧，行强刺激可起止痛效果。或用王不留行子或小绿豆压在第二掌骨的穴位上，每天多按压几次，压后，做肩部运动，则痊愈得更快。

2. 下病上刺

（1）刺健侧、患侧耳穴肩部对应点，行强刺激捻转，加针"神门穴"或三棱针点刺耳尖穴放血，均可止痛。

（2）取人中穴，先向上横刺，然后退针至皮下，再向患侧 45°位置，向上斜刺，行强刺激，并让患者手臂做后背活动，逐渐能达到后背。

3. 取阳陵泉穴为主，结合患侧针刺及按摩。可先刺健侧位上阳陵泉穴，亦可刺双侧阳陵泉穴。若患侧不痛，只是上肢上举到某一位置时，出现患侧上举无力，而不能继续上举，则取健侧阳陵泉穴刺之，几次后，可痊愈。

4. 毫针针刺足三里穴：取健侧的足三里穴，直刺 2~3 寸，行大幅度捻转提插，以产生向上或向下的触电样快速传导的针感为度，同时令患者活动患肢，待患者自觉肩部在活动时有轻松感时，即刻退针至浅表，留针 20 分钟，同时嘱患者继续活动患肢。体壮者每日针刺 1 次，年老体弱者可每 2 日针刺 1 次，每 7 次为 1 个疗程。

5. 巨刺加灸法：以健侧的肩髃、肩髎、肩贞、外关、合谷为主穴，配肩前、臂臑、曲池等穴。患者取坐位，用毫针快速进针。得气后，行提插捻转手法，留针 30 分钟，每隔 10 分钟动针 1 次。同时，取艾条 1 根，点燃后，对患侧病变局部施加悬灸，其温热度以患者感到温暖舒适为度，最终使皮肤微微潮红，汗出。

6. 健患侧同刺，患侧取合谷穴，健侧取条口穴（条口透承山），先刺健侧的条口穴，并嘱患者活动患肩，再刺患侧的合谷穴，停止活动，留针20 分钟，每日针 1 次，每 10 次为 1 个疗程。

7. 取同侧风市穴（特效穴）毫针刺入，行中等刺激，立即上举活动，即时能上举。

【按语】

在治疗的同时，需配合功能锻炼，以缓解痉挛和粘连，对巩固疗效大有益处。在针刺过程中，让患者主动做前后、内外患肢活动非常重要，随着疼痛的减轻，活动范围可逐渐增大，大大超过治疗前的活动范围，甚至有的几次治疗后便可以痊愈。本病应以预防为主。中老年人应注意肩部保暖，加强肩关节活动锻炼，冬天不要用凉水洗衣服。按摩对其亦有很好的疗效。

七、肘关节痛

【概论】

肘关节痛在日常生活中极为常见，尤其是肘关节囊、韧带和肌腱的损伤较多见。严重者可有韧带和肌腱断裂，产生剧烈的疼痛。因肘关节损伤，或用力不当，引起周围软组织急性损伤，导致肘部肿胀疼痛，关节活动障碍，多见于青少年。

【病因病机】

肘关节在非功能位受到直接或间接外力的冲击，使肘关节伸屈或前臂旋转活动超过正常范围，引起关节囊、韧带和肌腱的撕裂损伤，导致局部瘀血肿胀，肘关节活动障碍，活动则产生疼痛。临床上以肘内侧损伤为多，肘关节尺侧副韧带的撕裂伤最为常见。另外，乒乓球运动员、网球运动员等，一个姿势多次活动造成网球肘疼痛亦合并有肘关节疼痛。

【辨证】

患者有肘部外伤或用力不当史，肘部肿胀疼痛，皮下瘀血，关节屈伸困难疼痛。损伤轻微者,肿胀不显,隐隐作痛,屈伸时疼痛,活动不自如,肘部压痛多见于肱骨内上髁处,或尺骨鹰嘴两侧,肘外侧次之。如尺侧副韧带撕裂伤,被动向外侧牵拉时疼痛加剧,可出现侧方异常活动。肘部 X 线检查常无异常变化。

【缪(妙)刺法治疗】

1. 左病右治,右病左治

(1)毫针针刺患侧疼痛对应点,得气后,行强捻转提插强刺激,并活动患侧,即时疼痛减轻或消失。如运动员因疼痛不能参加比赛,用此法可立即止痛,继续参赛,避免因痛而弃赛,这是中医针灸的独到之处。

(2)先毫针针刺人中穴,再刺患侧疼痛点,不做手法,再取健侧疼痛对应点,针刺得气后,行强刺激。10 分钟动针 1 次,每 5 次为 1 个疗程,一般行针几次即可见效。

临床上经常见到,针刺前,患者连水杯都端不起来;针刺后,即时能把水杯端起或将凳子举起。

2. 上病下治,下病上治

(1)上病下治

①取健侧的阳陵泉穴,用 4 寸毫针刺入,得气后,行提插捻转强刺激,让患者活动患肘,即时感觉疼痛减轻或消失。然后,原来做什么姿势做什么活动时疼痛者,就能做什么姿势做什么活动,能取得立竿见影的效果。

②取双侧阳陵泉穴,采取①的手法同样取得良效。

③取健侧的第二掌骨的肘部压痛点,毫针刺入,行快速捻转法,让患者活动患处,立时见效。

④取双侧的第二掌骨的肘部压痛点,毫针刺入,行快速捻转法,让患者活动患肘,立即见效。

(2)下病上治

①取健侧耳的肘区压痛点,耳针刺入后,用胶布固定,按压 1 分钟。再刺耳的神门穴,也用胶布固定,按压 1 分钟。回家后,每天自按 3 次,

每次每穴为 1 分钟，3~5 天后，再诊。

②取双侧耳的肘区压痛点，刺法如①所述。

3. 选择与患侧相对应的肘部腧穴及部分对应痛点。如左肘疼痛，取右肘肘髎、曲池、少海、小海穴及相对应痛点，用 2 寸毫针，快速直刺 1~2 寸深。待得气后，行提插捻转手法。同时，令患者活动患部或辅助性摇动肘关节。留针 30 分钟，每隔 10 分钟动针 1 次，每天 1 次，每 10 天为 1 个疗程。

4. 取健侧阳陵泉穴为主穴，辅以患侧阿是、肘髎、曲池、少海、小海等穴为配穴。用 2 寸毫针直刺健侧的阳陵泉穴 2~3 寸深，采用捻转提插手法，使针感上下放散。同时，令患者活动患部。行针 3~5 分钟。当患者自觉疼痛减轻或肘关节活动稍显轻松灵活时，可让患者停止活动，再针刺其他配穴 3~5 穴。留针 30 分钟，每 10 分钟动针 1 次，每天针刺 1 次，每 10 次为 1 个疗程。

5. 先辨清肘关节损伤和疼痛部位所属经络，再取健侧膝关节相对应经络的腧穴，用 4 寸毫针直刺 1~3 寸深，采用捻转提插手法，使针感上下放散。同时，令患者活动患侧，行针 3~5 分钟。当患者自觉疼痛减轻或肘关节活动稍轻松灵活时，即可让患者停止活动。同时用 TDP 照射患处，留针 30 分钟，每 10 分钟动针 1 次，每 10 次为 1 个疗程。

【按语】

治疗期间避免肘关节过度用力活动。损伤早期，肘关节应自动休息或自行握拳伸拳活动。不要针刺肿胀的局部。后期可配合功能锻炼。当用缪（妙）刺法不能止痛时，应休息一会儿，再对健侧行针。同时还要避免患者晕针。

八、手腕痛

【概论】

手腕痛是临床常见病之一。手腕及手指关节最多，做各种运动或各种劳动，极易伤及手腕及指关节，造成手腕、手指各关节疼痛。手腕和手指的扭挫伤属祖国医学的"手腕部伤筋"范畴。另外,当腕关节受到直接暴力或间接暴力时,也会造成关节周围软组织损伤,引起腕部疼痛,活动受限。临床上,本病常合并骨折,应予 X 线片鉴别。

【病因病机】

一般多有外伤史,因直接暴力或间接暴力所致。如在工作、运动或日常生活中,不慎跌倒,手掌猛力撑地;或因持物而突然旋转和伸屈腕关节;亦可因暴力直接打击而致伤;亦有因腕关节超负荷的劳动和长期的反复操作积累而引起。以上损伤均可造成腕关节及手指关节周围的韧带、肌腱撕裂损伤。当暴力过大时,还可合并脱位或撕脱性骨折。

【辨证】

有明显外伤史或劳损史者,要分清是急性损伤还是由急性损伤转为慢性损伤。急性损伤者,腕部或手指肿胀疼痛,压痛明显,活动受限且活动时,疼痛加重。慢性劳损者,手指和腕部疼痛不甚,可有轻压痛,做较大幅度活动时,伤处可有疼痛感,腕部常有乏力或不灵活感。腕关节用力去伸,背侧疼痛,为腕背侧韧带或指伸肌腱损伤,反之则为腕掌侧韧带或指屈肌腱损伤。腕尺侧、桡骨茎突部疼痛,为桡侧副韧带损伤,反之则为尺侧副韧带损伤。若各方向活动均疼痛,且活动明显受限,则为韧带和肌腱的复合损伤。如若 X 线片显示骨折者,可按骨折骨裂病症治疗。临床上,也可见到 X 线片检查无骨折而有肌肉被挤进关节腔内症状,此时,必须做外科手术。

【缪(妙)刺疗法治疗】

1. 右病左治,左病右治

(1)取健侧与患侧手指或手腕疼痛的对应点,毫针刺入,然后行强捻转刺激。若是局部红肿紫黑的疼痛,不让其活动,只要能减轻或止痛即可。然后,根据 X 线检查进一步治疗。

(2)若是局部无肿胀青紫的慢性损伤疼痛,可在局部痛点针刺后,再取健侧对应疼痛点针刺,采取强捻转刺激法,让患者活动疼痛处,则可止痛。

（3）若患者为肢端幻痛，可刺双耳的手区的压迫点将止痛，亦可将双耳尖放血止痛。

（4）取健侧第二掌骨的手的压痛点，毫针刺入，强捻转亦可立即止痛。还可患健侧同取，毫针刺入后健侧强捻转止痛。

2. 上病下治，下病上治

（1）取患侧足的手痛的对应点，用毫针刺入，行强捻转刺激，可止痛。

（2）取健侧足的手及腕的疼痛对应点，毫针刺入，行强捻转刺激，也可止痛。

（3）头针的手区以毫针刺入，每分钟捻 400 转，行强刺激手法，可止痛。

（4）取耳穴，捻转，行强刺激手法，可止痛。

3. 选择与患侧相对应的腧穴及损伤后最痛点的对应点，如左腕痛，取相对应的右腧穴列缺、阳溪、太渊、阳池、合谷、大陵等穴，以及损伤后最痛的对应点。用 2 寸毫针，快速直刺 1~2 寸深。得气后，行提插捻转手法，同时令患者活动患侧或帮助摇动腕关节。留针 30 分钟，每隔 10 分钟动针 1 次，每日 1 次，每 10 次为 1 个疗程。

4. 寻找出压痛点针刺：如压痛点明显处在阳明经所过之处，取对侧合谷穴；如在少阳经所过之处，取对侧外关穴；如在太阳经所过处，取对侧的养老穴。用 2 寸毫针在选定的穴位上进针 1~2 寸，每分钟捻 200 转，并嘱患者活动疼痛的局部关节。留针 30 分钟，每 10 分钟动 1 次针。起针后，可用 TDP 照射疼痛最明显处，效果更好。

5. 针刺解溪穴并透刺丘墟穴：用 2 寸毫针，快速刺入解溪穴，并向丘墟穴透刺。得气后，行提插捻转手法，同时令患者活动患侧或帮助摇动腕关节。留针 30 分钟，每隔 10 分钟动针 1 次，每日 1 次，10 次为 1 个疗程。

【按语】

急性损伤者，被动运动幅度宜小，急性损伤后期和慢性劳损者，被动运动可逐渐增大。对于急性损伤或有骨折、骨裂者,可用小夹板固定以保护腕关节,避免腕部过度用力。局部注意保暖,避免寒凉刺激而加重病情。凡遇风寒而疼痛加重者,应避免使用凉水。

九、胸部肋间神经痛

【概论】

胸是指肚脐水平线以上至锁骨之间,外有肋骨,内有心、肺、肝、胆等重要脏器。胸痛包括肋间神经痛、叉气痛、心绞痛、胸膜炎痛、肝痛、胆囊炎痛、胆道蛔虫痛、胃痛、十二指肠溃疡痛、胰腺炎痛等。用缪(妙)刺法治疗前胸痛,必须认证准确,辨证清楚,方能取得立竿见影疗效,然后,再用药物治疗。肋间神经痛,属中医"胸胁痛"范畴,与肝气郁结有关。

【病因病机】

肋间神经痛:肋间神经是指一支或几支肋间神经支配区的发作性疼痛。疼痛常因咳嗽、喷嚏或深呼吸时所激发;疼痛剧烈,并可沿肋间放散到同侧肩部和胸背部、上腹部等。

【辨证】

肋间神经痛分原发性和继发性两种。原发性者目前病因尚不明确。继发性者,多为邻近器官和组织的病变所引起。检查时,皮肤区的感觉过敏和相应肋骨的脊柱旁、腋中线、胸骨旁有明显压痛点。胃痛是吃东西后即痛,十二指肠的疼痛是饥饿时的疼痛,吃东西后减轻。肝区疼痛者,生气后疼痛,用手震之疼痛加重。胰腺炎的疼痛为:发高烧,化验淀粉酶升高,躺着疼痛,坐起来和站着不痛。

【缪(妙)刺法治疗】

1. 左病右治,右病左治

(1)取健侧相对应的肋骨腋中线或胸骨旁的压痛点,毫针刺入,行捻转强刺激法,注意不可刺得过深,也不可行提插强刺激手法,以免造成气胸。刺法可立即止痛,每日 1 次,每 7 次为 1 个疗程。

（2）取人中穴,毫针刺入,再取患侧相对应肋骨的腋中线压痛点或胸骨压痛点,毫针刺入。然后,在健侧相对应点,毫针刺入,行捻转强刺激,可立即止痛。每日针 1 次,每 7 次为 1 个疗程。

2. 前病后治

（1）取患侧的膈俞穴进行针刺,使针感从后背至前胸。行针 10 分钟后,再强刺激,仍使针感至前胸。每日针 1 次,每次 30 分钟,10 次为 1 个疗程。

（2）取双侧的膈俞穴进行毫针刺入,使左右针感同时达前胸,立即起针。每日 1 次,每 7 次为一疗程。

3. 上病下治,下病上治

（1）上病下治:取患侧的风市穴,毫针刺入,行提插捻转强刺激,让其咳嗽,扭转活动,疼痛即止。或针刺双风市穴,行提插捻转强刺激。每日 1 次,每次 30 分钟,每 5 次为 1 个疗程。

（2）下病上治:取患侧的内关穴或取双内关穴,毫针刺入。得气后,医者双手持两针,令患者吸气,医者入针,令患者呼气,医者提针,反复做 10 次,患者即感疼痛消失。每日如此做 1 次,每次 30 分钟,每 5 次为 1 个疗程。

【按语】

1. 针刺背腧穴和夹脊穴时,注意针刺方向和深度,以免刺伤肺脏,发生气胸。

2. 缪(妙)刺法治疗本病有立竿见影的疗效,对原因不明的肋间神经痛效果尤佳。较重者,可配合电针、耳针、皮下埋针等,可提高疗效和巩固疗效。继发性肋间神经痛必须进行病因治疗。

十、胸部岔气痛

【概论】

胸部岔气痛又称"胸部进气伤痛",多因劳动或运动中突然用力或平时突然咳嗽、喷嚏,导致胸部肌肉或肺组织的损伤,属于中医"气滞"

范畴。

【病因病机】

劳动或运动时,深呼吸后,突然用力,或突然咳嗽、喷嚏等动作,胸腔内压急剧升高,呼吸道内气体剧烈增多,使肌纤维部分破裂,甚至毛细血管和肺泡部分破裂,出现"气滞血瘀",引起呼吸时胸壁疼痛。根据损伤的程度,病因学将其分成气滞和血瘀两种,伤气者胸肋痛无定处,而瘀血者疼痛有定处,且伤血者伴有痰中带血,甚至咯血。

【辨证】

岔气时,疼痛不严重,过后疼痛加重,胸肋部无定处或窜痛。深呼吸或咳嗽时,疼痛加重。胸痛挤压试验阴性。X线片未见肋骨骨折,特殊严重者病例,胸X线片可见气胸。

【缪(妙)刺法治疗】

1. 取双侧内关穴,毫针刺入,医者双手持双针。医者双手双指捻转入针,令患者吸气配合治疗。患者呼气时,医者双手捻转提针至皮下。反复操作 6~10 次,让患者咳嗽,疼痛减轻或立止。行针 10 分钟。当再咳嗽胸部已经不痛时,再如上法做呼气,然后进针和出针 5~8 次,即可痊愈。

2. 巨、缪(妙)刺法合并取穴:左侧胸胁部疼痛取相对应的右侧胸胁部穴:章门、期门、日月、阳陵泉等穴及呼吸气时胸壁最痛点。选 1 寸毫针,快速斜刺 1~2 寸深。得气后,行捻转手法,同时令患者深呼吸咳嗽。留针 30 分钟,每隔 10 分钟动针 1 次,每日 1 次,每 10 次为 1 个疗程。

3. 巨刺内关、支沟穴,选 1~2 寸毫针,快速直刺 1~2 寸深。得气后,用提插捻转手法,同时令患者深呼吸,然后咳嗽及转动身体。留针 30 分钟,每隔 10 分钟动针 1 次,每日 1 次,每 10 次为 1 个疗程。

4. 巨刺丘墟穴并透刺照海穴:患者取仰卧位,嘱其尽量放松,以前后正中线为界。如疼痛偏于左侧者,取右侧丘墟穴并透刺照海穴。如疼痛偏于右侧者,取左侧丘墟穴并透刺照海穴。用 1~2 寸毫针垂直刺入丘墟穴,然后,将针尖指向照海穴,缓慢捻转入 1~2 寸深,在此范围内行提插捻转泻法。在手法达一定量时,边行针边让患者由浅到深逐渐加深呼吸,并试着由小幅度到大幅度做双臂外展抬举、扩胸等活动。若感疼痛明显减轻,再嘱其用力咳嗽。留针 30 分钟,留针期间若复感疼痛,则重复上述手法动作,每隔 10 分钟动针 1 次,患者重复上述动作。

十一、腹部阑尾炎痛

【概论】

急性阑尾炎是常见的急性腹部疾病。疼痛时,阑尾炎首见症状,在确诊为阑尾炎后,可用针灸缪(妙)刺法止痛或减轻疼痛。

【病因病机】

发病病因多为阑尾腔内被粪石、肠寄生虫所致的管腔变窄引起的梗阻。或因多种细菌混合侵入管腔繁殖,致使细小的管壁内感染,引起的炎症。中医称为"肠痈",认为多因饮食不节,气血淤阻,肠腑湿热积滞所致。饭前静坐 5 分钟,饭后避免剧烈运动(跑跳),可避免本病的发生。

【辨证】

发病时,常在上腹部或脐周,呈持续性疼痛,阵阵加剧,几小时后疼痛向下移至右下腹,伴有恶心呕吐、腹泻或便秘,体温一般不高。当炎症进一步发展,体温则升高。检查时,右下腹肌肉出现紧张,压痛明显,有反跳痛。常在足三里穴下方有阑尾敏感压痛点。右腿盘于左腿上,压迫右腿膝盖时,阑尾区疼痛加重。查血可见白细胞计数升高或正常。

【缪(妙)刺法治疗】

1. 上病下治,下病上治

(1)取患侧的阑尾穴(在足三里穴下方压痛点),用 2~4 寸毫针刺入,行提插捻转强刺激,疼痛立即可减轻。

(2)取双侧的阑尾穴,针刺如(1)的方法,以减轻疼痛。

(3)在手第二掌骨取压痛点,用毫针刺入,或用绿豆压穴,胶布固定,按压减轻疼痛。

（4）取双耳上的阑尾区压痛点,用耳针刺入,或毫针刺入捻转止痛。

（5）取双耳尖,三棱针点刺放血止痛。

2.左病右治,右病左治

（1）取健侧的阑尾疼痛相对应点,毫针刺入,行捻转强刺激止痛。

（2）取患侧的阑尾区压痛点,毫针刺入,留针不做行针手法,然后取健侧的阑尾区相对应点,毫针斜刺,行捻转强刺激。行针30分钟,每10分钟动针1次,每10次为1个疗程。本法适用于慢性阑尾炎。

3.前病后治

取后腰部患侧与阑尾相对应点,毫针刺入,行强刺激捻转手法,亦可止痛。此法适用于慢性阑尾炎,应用上述刺法无效或疗效不佳者,用此法则能取得良效。若是化脓性的阑尾炎需要入院手术治疗,不宜做缪（妙）刺法治疗。

十二、肩胛骨痛

【概论】

多由肩部外伤、劳损、外感风寒湿邪引起的肩胛部疼痛。患者多一侧颈肩部或上肢疼痛,多夜间被痛醒,疼痛呈刺痛、跳痛或灼痛,特别是肩关节活动或咳嗽时加重,肩外展时,疼痛明显。好发于中年以上的体力劳动者和家庭妇女及运动员。现代医学诊为冈上肌肌腱炎、冈下肌肌腱炎或臂丛神经痛等。

【病因病机】

肩胛部有冈上肌、冈下肌等,此处的神经有臂丛神经。当肌肉和神经由于受风寒湿或外伤劳损,使气血受损气滞血瘀,则不通则痛。

外感风寒湿邪:肩部关节过度负重劳损,在肌腱劳损的基础上,复感风寒湿邪,侵袭肌肤腠理,沿经络关节引起肩胛关节疼痛,使活动受限。

急慢性损伤，当肩关节外展 100°~120° 时，肩峰与肱骨大结节间的间隙最小，冈上肌肌腱在其间受到肩峰和大结节的摩擦挤压，因此，突然或经常大幅度外展肩关节，可引起冈上肌肌腱损伤而发生肩胛痛。

冈上肌腱退化：冈上肌腱退变，造成局部出现渗出、粘连等变化。局部缺血，使冈上肌肌腱活力下降，导致肌腱纤维组织上碳酸钙和磷酸钙沉积。日久，肌腱发生钙化，进一步加重了肌腱与肩峰、大结节的摩擦，从而加重局部炎症反应，表现为单纯冈上肌腱剧烈的疼痛。

【辨证】

多见于中老年人，肩胛部渐进性疼痛，肩外展活动时，疼痛加重。发生肌腱钙化者疼痛剧烈，肱骨大结节处或肩峰下有明显压痛，肩关节外展 60°~120° 时，疼痛加重。

【缪（妙）刺法治疗】

1. 上病下治，下病上治

（1）取人中穴，毫针针尖向上刺入，行强捻转刺激后，退针至皮下。若右侧肩胛痛，则针尖向右侧斜上 45° 刺入，行强捻转刺激，同时让患者活动右肩胛部。若左侧肩胛痛，则在左侧用同右侧肩胛痛的一样手法。每 10 分钟强刺激捻转动针 1 次，留针 30 分钟，每天针 1 次，每 10 次为 1 个疗程。

（2）取双侧委中穴，1~2 寸毫针直刺。刺入后，行提插捻转手法，并让患者活动肩胛疼痛部，即时减轻或不疼痛。每天针 1 次，留针 30 分钟，每 10 分钟动针 1 次，每 10 次为 1 个疗程。

（3）取健侧的承山、条口等穴为主穴，辅以患侧的秉风、天宗、肩井、肩髎、肩贞、臂臑、曲池、手三里、阳溪等穴为配穴。选 4 寸毫针垂直刺入健侧的承山、条口穴，以大于 180° 来做大幅度捻转，以及 2~3 分钟小幅度提插并深透。同时嘱或帮助患者做肩关节上举，以及外展、后伸、内旋等活动，活动幅度及角度由小到大，循序渐进，并以患者能够忍受为度。活动 5 分钟后，再针刺其他配穴 3~5 穴，留针 30 分钟，每 10 分钟动针 1 次，每天针 1 次，每 10 次为 1 个疗程。

（4）在健侧骨部找压痛点，毫针刺入，行强刺激。

2. 左病右治，右病左治

（1）取与患侧疼痛点相对应的健侧点，选用毫针刺入，行捻转强刺激手法，让患者活动患侧，可立即止痛。每10分钟动针1次。每天针1次，每次留针30分钟，每10次为1个疗程。一般1个疗程痊愈。

（2）取人中穴，先针患侧疼痛点，再取健侧相对应点。毫针刺入后，采用强捻转刺激。每隔10分钟，还可行健侧强捻转手法1次，留针30分钟，每天针1次，每10次为1个疗程。起针后，嘱或帮助患者活动患侧肩关节，以及做上举、外展、后伸等活动，活动幅度由小到大，循序增加，并以患者能忍受为度。

3. 后病前治

在前胸肋部找肩胛部相对应的疼痛点，毫针刺入，采取强捻转手法。每10分钟动针1次，留针30分钟，每天针1次，每10次为1个疗程。

4. 取耳上的肩胛部压痛点和神门穴，用耳针或毫针刺入。如耳针刺入后，用胶布将其固定，按压2分钟，每天按压2~3次。如毫针刺入后，行强捻转手法，每10分钟动针1次，留针30分钟，每10次为1个疗程。

5. 在第二掌骨肩胛的压痛点，用毫针刺入后，行强捻转手法，10分钟动针1次，留针30分钟，每天针针1次，10次为1个疗程。

6. 若左肩夜间痛、阵发性发作者，应按冠心病治疗，可针双侧的内关穴，行强刺激，或针刺膻中穴。同时，取速效救心丸或硝酸甘油舌下含服。

十三、急性腰痛

【概论】

急性腰扭伤是指腰部肌肉和腰脊筋膜等组织突然受到闪、扭、挫、跌等外力的损伤，立即出现腰部疼痛和活动受限的一种病。本病俗称

"闪腰"，祖国医学称为"腰痛"。本病多发于体力劳动者和青壮年，男性多于女性。

【病因病机】

腰部是脊运动负重大、活动多的部位，急性腰扭伤多发生于腰骶、骶髂关节、椎间关节或两侧骶肌棘肌部位。当脊椎屈曲时，两旁骶棘肌收缩，以抵抗体重和维持躯干的位置，如负重过大，则易造成肌纤维的撕裂。当脊柱完全屈曲时，主要靠棘上韧带等韧带维持躯干位置，负重过大，同样能造成韧带损伤。上述损伤在体位不适时，虽负重并非很大，若突然遭受间接外力，亦易造成本病。

【辨证】

外伤后，腰部立即出现剧痛，不能活动。行走时，两手撑腰，甚至不能行走。检查时，可见腰部肌肉僵硬，活动受限。棘突旁，骶棘肌处，腰椎横突或髂脊后部有压痛，一般无下肢痛。若出现下肢放射痛，痛不过膝，X线片可见无骨折和骨裂影像。

【缪（妙）刺法治疗】

1. 左病治右，右病治左

（1）先用毫针刺人中穴，行强刺激，留针，让患者活动腰部，观察腰部疼痛是否见轻。然后，取患侧痛点的健侧相对应点，毫针刺入，行强刺激。留针30分钟，每10分钟动针1次，一般1次即能痊愈。

（2）先取人中穴，毫针刺入，强捻转刺激，患者可见流泪。再刺患侧腰痛点，留针，然后，在健侧取患侧腰痛点的对应点，毫针刺入，行强刺激。留针30分钟，每10分钟在健侧动针1次，30分钟后，起针。让患者由轻到重的活动，直至能弯腰走路。

（3）在腰疼痛点的健侧对应点毫针刺入，行强刺激，立即止痛。

（4）脊柱部腰痛，只针刺人中穴就能止痛。腰眼痛者，针刺人中穴时，向上刺。若右侧痛，将人中穴针退至皮下，向右下方斜刺。若左侧腰眼痛，则由人中穴向左下方斜刺。

2. 上病下治，下病上治

（1）取双侧的委中穴，用 4 寸毫针刺入后，行强提插捻转手法。留针 30 分钟，每 10 分钟行强刺激手法 1 次。起针后，腰痛消失，嘱其尚不能做剧烈运动。

（2）取人中穴，毫针刺入后，行强捻转刺激的同时，让患者慢慢活动，并嘱其咳嗽。待患者感到疼痛缓和，腰部出汗时，立见疗效。

（3）取双侧的第二掌骨的腰部压痛点，毫针刺入，行强刺激，让患者做轻微活动并咳嗽，活动和咳嗽都不痛为止。可 1 次治愈。

（4）取双手的落枕穴和中渚穴，用毫针沿两穴的手指向腕方向刺入，行强刺激捻转手法，疼痛即时轻。若不愈，第 2 天再针 1 次即愈。

（5）取耳部对应的腰部压痛点和神门穴，用毫针刺入，行强捻转法，让患者由轻到重地活动，或咳嗽，至不痛为止。或用耳针按压，也做适当的活动和咳嗽，直至不痛。一般 1~2 次即愈。

3. 后病前治

在腰痛部位的腹部对应点，毫针刺入，行强刺激捻转法。留针 10 分钟，每 10 分钟动针 1 次。一般 1 次即愈。此法适用于上述各法无效者，可取得良好疗效。

4. 其他缪（妙）刺法

（1）针刺后溪穴：左侧痛取右侧后溪穴，右侧痛取左侧后溪穴，双侧痛取双侧后溪穴。患者取坐位，将手握拳置于桌上，掌心向下，选用 4 寸毫针，由后溪穴向腕关节方向呈 60° 刺入 4 寸深，行捻转手法。待得气后，辅以提插手法，使针感向上臂扩散，同时嘱患者向受限方向活动腰部，但不宜过大过快。留针 30 分钟，每 10 分钟动针 1 次，每天针 1 次，每 10 次为 1 个疗程。

（2）针刺下廉穴：取健侧手臂下廉穴，屈肘 90°，掌心向胸，桡骨内侧取穴毫针刺入。得气后，行提插捻转手法，同时嘱患者活动以配合，留针 30 分钟，每隔 10 分钟动针 1 次，每天针 1 次，10 次为 1 个疗程。

（3）针刺健侧的腰痛穴：取与疼痛侧相对应的健侧腰痛穴，毫针刺入 2 寸深。得气后,捻转。同时嘱患者活动以配合。留针 30 分钟,每隔 10 分钟动针 1 次,每天针 1 次,每 10 次为 1 个疗程。

【按语】

急性腰扭伤采用缪(妙)刺法,可 1 次治愈,而且效果良好。但患者还需护腰,尽量避免过重的劳动,并适当休息。

十四、坐骨神经痛

【概论】

坐骨神经痛是临床常见病之一。临床症状表现为沿坐骨神经通路及其分布区疼痛,即臀部、大腿后侧、小腿后侧和足外侧的窜痛。寒冷和潮湿常为发病的主要诱因。可分为原发性和继发性坐骨神经痛两种类型,其中的继发性坐骨神经痛是由于其邻近组织病变影响坐骨神经而引起的坐骨神经痛。也有根据病变部位的不同分为根性和干性坐骨神经痛两种类型。其属于祖国医学的"痹证"范畴。

【病因病机】

患者多有受寒或湿,或外伤史,主要表现为放射性腰腿痛,疼痛常由一侧腰部、臀部向大腿后侧、小腿外侧及足背部播散,疼痛性质多种多样,程度有轻有重。坐骨神经痛属中医的"痹证""偏痹"范畴。足太阳经主表,足少阳经主半表半里。风寒湿侵入足太阳、足少阳经,两经之气血被邪气凝滞阻塞,故沿两经的经脉循行部位发生疼痛。

【辨证】

坐骨神经疼痛主要是臀部、大腿后侧、小腿后外侧及足部发生烧灼样或针刺样疼痛,行动时加重。病久则筋脉失养,可出现臀肌、大腿肌、小腿肌的轻度萎缩。当遇到寒冷、潮湿、劳累、休息不好后,就会加重。腰椎棘突旁可有压痛。臀、腘窝中央外,踝后,足心部压痛,常因咳嗽、弯腰、用力使疼痛加重,患者多采用特殊姿势以减轻疼痛。直腿抬高试验,疼痛加重,阳性,腰椎 X 线片无异常。行血沉、影像学、脑脊液等检查,可排除继发性坐骨神经痛。

【缪(妙)刺法治疗】

1. 左病右治,右病左治

(1)先用毫针针刺人中穴,然后,取健侧的患侧压痛点的对应点,再以毫针刺入,行提插捻转强刺激,让患者活动患侧,可疼痛减轻或消失。留针 30 分钟,每 10 分钟动针 1 次,每天针刺 1 次,每 10 次为 1 个疗程。

(2)先针刺人中穴,再用毫针每刺患侧压痛点,留针,不行捻转提插手法。然后,在健侧取患侧针刺的对应点,毫针刺入,行捻转提插强刺激手法。留针 30 分钟,每 10 分钟行健侧的捻转提插手法。同时每 10 分钟动针 1 次,共 3 次。每天针刺 1 次,每 10 次为 1 个疗程。

2. 上病下治,下病上治

(1)取人中穴,毫针针尖向上刺入人中穴,稍捻转,退针至皮下,针尖向患侧斜下方刺入,行捻转强刺激手法,并让患者活动患侧。留针 30 分钟,每 10 分钟动针 1 次,共 3 次。每天针刺 1 次,每 10 次为 1 个疗程。

(2)取双手第二掌骨坐骨神经区的压痛点,毫针刺入,行强捻转刺激,让患者做蹲起动作,并使劲咳嗽至不痛为止。留针 30 分钟,每 10 分钟动针 1 次,每 10 次为 1 个疗程。

(3)取百会、通天穴(左侧痛取右通天穴,右侧痛取左通天穴),以 2 寸毫针平刺百会穴,并透通天穴,行平补平泻法。留针 30 分钟,每 10 分钟动针 1 次,每天针刺 1 次,每 7 次为 1 个疗程。

(4)针刺健侧坐骨神经区的臀区、肾区、皮质下区等耳穴,并针刺健侧与患肢压痛点相对应的臀部与腘窝处。耳穴每次取 2~3 穴,针刺深度为 3 寸,留针 1 小时,每天针刺 1 次。

【按语】

缪(妙)刺疗法治疗坐骨神经痛时,笔者有这样的体会:缪(妙)刺法取穴越少越好,而且健侧刺入的针尖的方向应向下,这样会让患者有向下串通的针刺感。同时,治疗期间,应适当休息,注意保暖,避风寒。

坐骨神经痛除应用缪(妙)刺疗法,还应配合中药、偏方(黑木耳洗净晾干为末,每天1次,1次50g,水冲服5~7天)综合治疗,疗效更佳,痊愈更快(有出血倾向的患者忌用或慎用)。

十五、腰疼痛

【概论】

腰疼痛症是指劳累和性生活过度或因椎间盘的纤维环破裂,髓核突出压迫神经根,或周围神经软组织痉挛,出现炎性及神经根的粘连而造成的腰疼痛。本病好发于20~50岁的青壮年,男性多于女性。本病常见于腰4-5,或腰5至骶部,偶见于腰3-4。

【病因病机】

当椎间盘退化变性,髓核含水量减少,有纤维环变脆症状,就会造成纤维环破裂,髓核从裂口突出,使神经根受压而引起疼痛。或因风寒侵袭,致使周围软组织出现痉挛,炎性病变,以及神经根产生粘连,也会出现腰疼痛。

【辨证】

CT和磁共振检查可确诊。体征检查可见腰椎旁肌肉紧张,常伴脊柱侧弯,直腿抬高试验、屈颈试验为阳性。腰4~5椎间盘突出者,伸拇指试验为阳性。

当患者出现腰痛及下肢后侧或小腿外侧的疼痛时,可做上述检查,以确诊。当双侧腰痛者,起因椎间盘突出较大或位于椎管中央时,亦可诊断为本病。本病患者用力咳嗽、喷嚏或用力排便时,表现为疼痛加重。卧床休息后,症状可稍缓解。

【缪(妙)刺法治疗】

1.右病左治,左病右治

(1)先取人中穴,毫针刺入,再取患侧腰疼痛的健侧对应点,行强捻转轻提插的刺激手法。留针30分钟,每10分钟动针1次,每天针刺1次,每10次为1个疗程。

（2）先毫针刺入人中穴,再刺患侧腰疼痛的压痛点,不动针,只求得气。然后,取健侧的对应点,毫针刺入,行强捻转轻提插手法。留针30分钟,每10分钟动针1次,每天针刺1次,每10次为1个疗程。

2. 上病下治,下病上治

（1）先针刺人中穴,然后针刺健侧下肢的昆仑穴,行强捻转手法。留针30分钟,每10分钟动针1次,每天针刺1次,每10次为1个疗程。

（2）先毫针刺人中穴,然后,刺患侧的昆仑穴,行平补平泻手法,再刺健侧的昆仑穴,行强捻转手法。留针30分钟,每10分钟在健侧行强捻转手法。留针30分钟,每10分钟在健侧动针1次,每天针刺1次,每10次为1个疗程。

3. 前病后治,后病前治

取仰卧位,先针刺人中穴,再刺患侧腹部相对应点,行强刺激捻转手法。留针30分钟,每10分钟动针1次,每天针刺针1次,每10次为1个疗程。如腰两侧疼痛者,腹部亦取双侧治疗手法。

【按语】

腰疼痛,西医多采取手术疗法或微创疗法,或将脱出的纤维环采取气化疗法,不住院,术毕即可回家。

本病急性期应卧床休息2~3周,治愈后的2~3个月内避免重体力劳动。对严重的腰疼痛,经针刺、中药等非手术治疗后,疗效不明显者,可手术治疗。

十六、骶髂关节损伤疼痛

【概论】

骶髂关节损伤疼痛是骶髂关节急、慢性损伤后造成该关节及附着韧带损伤和劳损后,以致局部出现充血、水肿、粘连等无菌性炎症而产生的疼痛。本病临床上以妇女多见。

【病因病机】

由于闪腰、臀部着地跌倒、行步过快、跨步过大等急性损伤,或由于妇女妊娠、分娩期,或久病卧床、全身麻醉后,导致骶髂关节韧带松弛,引起的骶髂关节疼痛。另外,股四头肌、腘绳肌突然而强烈收缩,亦可导致骶髂关节损伤性疼痛。

【辨证】

骶髂关节损伤疼痛呈局限性、持续性钝痛,活动及受寒时,疼痛加重。腰部活动明显受限,患者躯干微向患侧倾斜,患侧下肢不敢着地,个别患者可有跛行;骶髂关节有压痛,并有深在性叩击痛,患侧下肢伸直叩击足跟时,骶髂关节可产生明显的传导性疼痛。"4"字实验、骨盆分离挤压试验均为阳性,直腿抬高试验轻度受限。X线片可排除骨关节破坏性疾病,部分患者可见骶髂关节面模糊或退行性改变。

【缪(妙)刺法治疗】

1. 左病右治,右病左治

(1)先毫针刺人中穴,然后,针刺健侧的患侧骶髂关节压痛的对应点,行强捻转提插手法。留针 30 分钟,每 10 分钟动针 1 次,每 10 次为 1 个疗程。

(2)先毫针刺人中穴,然后,取患侧骶髂关节压痛点,刺入得气后,留针,再刺健侧疼痛对应点,行强刺激手法。如双侧痛,那么双侧毫针刺入,得气后,留针 30 分钟,行平补平泻手法。每天针刺 1 次,每 10 次为 1 个疗程。

2. 上病下治,下病上治

(1)先取人中穴,毫针针尖向上刺后,捻转几次,退针至皮下。如偏右侧疼痛,则针尖向右下方针刺,行捻转手法强刺激,让患者活动患处,顿时疼痛减轻。留针 30 分钟,每 10 分钟行强捻转刺激 1 次,每天针刺 1 次,每 10 次为 1 个疗程。

(2)先取人中穴,毫针刺入,然后,取双第二掌骨,寻找腰疼痛的压痛点,毫针刺入,行捻转强刺激,让患者活动。留针 30 分钟,每 10 分钟行强捻转 1 次,每天针刺 1 次,每 10 次为 1 个疗程。

(3)先寻找耳部压痛点,毫针强捻转刺激,留针 30 分钟,每 10 分钟强捻转 1 次,每天针刺 1 次,5 次为 1 个疗程。若用耳针,每天针刺 3~5 次,每次 1~2 分钟。每 5~7 天为 1 次,3~5 次为 1 个疗程。

(4)先取毫针刺人中穴,让患者俯卧,针刺双侧环跳、八髎穴,行平补平泻手法。再取双委中穴,用毫针刺入后,行捻转提插强刺激。留针 30 分钟,每 10 分钟动针 1 次,每天针刺 1 次,每 10 次为 1 个疗程。

(5)取毫针平刺百会穴,并透通天穴,行平补平泻手法。留针 30 分钟,每 10 分钟动针 1 次,每天针刺 1 次,10 次为 1 个疗程。

3. 前病后治,后病前治

先取人中穴,毫针刺入后,再取腰部疼痛点相对应的腹部点,毫针横刺,行强刺激。留针 30 分钟,每 10 分钟动针 1 次,每天针刺 1 次,每 10 次为 1 个疗程。

【按语】

治疗期间,患者注意休息,避风寒,可试带腰围保护,防止过分劳动。亦可配合推拿治疗。

十七、髋关节疼痛

【概论】

髋关节容易外伤,造成髋关节前后、内外各个部位的软组织水肿、渗出,而致髋关节疼痛。股骨头坏死也可引起髋关节疼痛。相当于祖国医学"骨盆歪斜症""髋骨缝伤筋"等。髋骨外伤常见于 4~10 岁儿童。股骨头坏死多见于成年男性。

【病因病机】

患儿常因打斗、跌扑或急跑摔倒,猛力扭转髋关节,或自高处跳下,单足落地扭伤髋部而致伤。儿童股骨头骨垢发育不良,关节囊松弛,由于髋关节遭受牵拉外展性损伤,将股骨头自髋臼内拉出,致使关节内侧的关节囊嵌入关节间隙,则髋关节呈外展,外施半屈位,造成髋关节半脱位。成年人由于冬季涉水,久处寒湿,寒邪入侵,气血凝滞,而引起局部剧痛。

【辨证】

髋关节疼痛甚为剧痛,局部肿胀,活动受限,按压局部更痛,患肢不敢行走,或跛行,足尖触地。仰卧时,患侧髋关节呈屈曲位,伸直受限,少数患者疼痛沿大腿内侧向膝部放射。髋关节前后内侧腹股沟或臀部外侧压痛明显。骨盆倾斜,髋关节内收、外展、前屈、后伸活动受限。X线片显示髋部有明显改变。

【缪(妙)刺法治疗】

1. 左病右治,右病左治

(1)先取人中穴,毫针刺入,再取健侧的环跳穴或疼痛位的对应点,毫针刺入,行强提插捻转手法。留针 30 分钟,每 10 分钟动针 1 次,每天针刺 1 次,每 10 次为 1 个疗程。

(2)局部水肿者,尽量取健侧针刺。

2. 上病下治,下病上治

(1)先取人中穴,毫针刺入后,再取健侧肩部的肩三针(肩髃、肩髎、肩贞),毫针刺入,行强刺激。留针 30 分钟,每 10 分钟动针 1 次,每天针刺 1 次,每 10 次为 1 个疗程。

(2)先刺人中穴,再取第二掌关节的髋区的压痛点,毫针刺入,行强刺激捻转手法。留针 30 分钟,每 10 分钟动针 1 次,每 10 次为 1 个疗程。

(3)取足针的髋关节处(相当于照海穴),毫针刺入,行强捻转刺激法。留针 30 分钟,每 10 分钟动针 1 次,每天针刺 1 次,每 10 次为 1 个疗程。

【按语】

髋关节脱臼者,应行复位术,西医采用牵引疗法,也可收到很好的疗效。若股骨头坏死者,在行缪(妙)刺法的同时,可服小偏方。

十八、膝关节疼痛

【概括】

由于膝关节感受风寒湿邪,或由于老年关节退行性病变,或由于膝关节扭伤而引起膝关节炎症而发生的疼痛。膝关节疼痛是临床上常见的病。任何年龄都可以发生,尤以 50～60 岁最为常见,女性多于男性。儿童 8 岁前后的膝关节疼痛,一般无需治疗,它是儿童生长发育过程中出现的一种生理性疼痛。

【病因病机】

中医认为膝关节疼痛:①是因慢性劳损,受风寒湿邪或轻微外伤所致;②是因年老体弱,肝肾亏损,气血不足而至筋骨痿软。由于正常人膝关节负重过大,或膝关节的机械性积累损伤,加之风寒湿邪的入侵,造成局部气血的凝滞。气血凝滞,不通则痛,现代医学认为,由于正常人膝关节负重力线是通过膝关节内侧间隙传至胫骨平台,人至中年后,若过度负重或膝关节出现慢性损伤,可使骨面的有效负重面积减少,单位面积压力增高,甚至发生局部骨小梁的细微骨折。其多位于膝关节内侧,逐渐出现新骨的增生。运动员,尤其是乒乓球运动员、排球运动员,膝关节过量运动磨损,也可造成疼痛。

【辨证】

膝关节疼痛者,做膝关节活动时,可听到"咯咯"的响声或摩擦音。X 线片检查有的可见关节内游离体、关节缘唇样增生,甚至关节腔隙变窄。受寒者多局部肿痛。痛有定点,受风者多窜痛。临床上,也可见膝部某一点或某一筋肿胀痛。

【缪刺(妙)法治疗】

1. 左病右治,右病左治

(1)若左侧膝关节痛,可取健侧的外膝眼透内膝眼,毫针刺入后,行捻转强刺激法。让患者活动患膝,患者顿感左膝部有热感,疼痛减轻或消失。留针 30 分钟,每 10 分钟动针 1 次,每天针刺 1 次,每 10 次为

1 个疗程。

（2）若右膝关节疼痛，以毫针刺左侧曲池穴，行强刺激法，则右关节有热感，疼痛减轻。每天针刺 1 次，每次 30 分钟，10 次为 1 个疗程。

2. 上病下治，下病上治

（1）左膝痛取右曲池穴，右膝痛取左曲池穴，用毫针刺入后，行提插捻转强刺激法，患者顿感左膝关节内有热感，疼痛减轻或消失。留针 30 分钟，每 10 分钟动针 1 次，每天针刺 1 次，10 次为 1 个疗程。双膝痛取双曲池穴，针刺法如上所述。

（2）若左侧膝痛，取右手第二掌骨的膝关节区的压痛点，用毫针刺入，行捻转强刺激手法，同时让患者活动，疼痛即止。留针 30 分钟，每 10 分钟动针 1 次，每天针刺 1 次，每 10 次为 1 个疗程。若双侧膝痛，取双侧第二掌骨的膝关节区的压痛点，针刺法同上。

（3）若左侧膝关节痛，取右侧头区的膝关节点，毫针横刺，每分钟 400 次捻转强刺激，每次行针 1 ～ 2 分钟。留针 30 分钟，10 分钟动针 1 次，每天针刺 1 次，10 次为 1 个疗程。若右侧膝关节痛，取左侧头区的膝关节点，针法如上。

（4）若左膝痛，取右足膝反射区（外踝尖下方赤白肉际处）的疼痛点，毫针刺入，行捻转强刺激法。留针 30 分钟，10 分钟动针 1 次，每天针刺 1 次，10 次为 1 个疗程。

（5）取患者手的落枕穴和中渚穴，针尖向上，行强刺激，可立即止痛。

3. 前病后治，后病前治

（1）取健侧的委中穴，毫针刺入，行提插捻转强刺激法。留针 30 分钟，每 10 分钟动针 1 次，每天针刺 1 次，每 10 次为 1 个疗程。

（2）先取患侧的委中穴，毫针刺入后，得气留针，再用毫针刺入健侧的委中穴，得气后行提插捻转强刺激法。留针 30 分钟。每 10 分钟动健侧的针 1 次，每天针刺 1 次，每 10 次为 1 个疗程。

【按语】

若有游离骨者(X 线片检查),缪(妙)刺法只能一时止痛,不能根治,必须经微创手术,将游离骨取出。若膝关节经 X 线检查为骨面粗糙者,用缪(妙)刺法有效,但必须配合中药补肾(肾主骨)。

十九、足踝关节疼痛

【概述】

足踝关节常因扭伤产生疼痛,任何年龄均可发生,青壮年活动量较大,故发生疼痛较多,本病占全身关节扭伤的 80% 以上。

【病因病机】

由于行走不慎,或跑步,或跳跃,或上下楼,上下坡,不慎造成崴脚,踝关节趾屈位突然向外或向内翻转,内侧或外侧副韧带受到强大的张力作用,致踝关节扭伤,产生疼痛。当内翻时,常引起外踝的前下方距腓韧带的撕裂。当外翻扭伤时,由于三角韧带比较坚强,较少发生撕裂,但可引起下胫腓韧带撕裂。

【辨证】

有急性扭伤史,踝部出现明显的肿胀疼痛,不能着地。外踝扭伤时,将其踝关节内翻则外踝部疼痛加剧。外踝关节囊及距腓前韧带损伤时,肿胀主要在关节外侧,外踝前下方。内踝扭伤时,可能伴有外踝骨折。内外踝前下方均有压痛,局部瘀紫,踝关节被动内翻时,疼痛加重。X 线检查无异常改变。

【缪(妙)刺法治疗】

1. 左病右治,右病左治

(1)当扭伤踝关节肿胀时,千万不可针刺局部。先用七厘散黄酒调敷,然后,取健侧与患侧疼痛肿胀区的相对应点,毫针针入,行捻转强刺激法。留针 30 分钟,每 10 分钟动针 1 次,每日针 1 次,每 10 次为 1 个疗程。同时,让患者轻度活动患足,促其消肿止痛。

(2)取患足踝疼痛点的对侧手腕相对应点,毫针刺入,行强刺激法。留针 30 分钟,每 10 分钟动针 1 次,每天针刺 1 次,每 10 次为 1 个疗程。

2. 上病下治,下病上治

(1)取健侧上肢腕关节的疼痛肿胀对应点,毫针刺入,行捻转强刺激。让患者活动患足,可感觉到痛轻。留针 30 分钟,每 10 分钟动针 1 次,每天针刺 1 次,每 10 次为 1 个疗程。

(2)取双侧上肢腕关节之的对应痛点,毫针刺入,行捻转强刺激法。留针 30 分钟,每 10 分钟动针 1 次,每天针刺 1 次,10 次为 1 个疗程。

(3)取双第二掌骨的足踝区的压痛点,用毫针直刺,行捻转强刺激法。留针 30 分钟,每 10 分钟动针 1 次,每天针刺 1 次,10 次为 1 个疗程。

(4)取头区的踝部区,毫针横刺,行强捻转手法,每分钟 400 转。留针 30 分钟,10 分钟动针 1 次,每天针刺 1 次,每 10 次为 1 个疗程。

【按语】

上述各法可交替使用,每日一种针法,效果更佳。

二十、跟骨疼痛

【概论】

由于跟骨底面慢性损伤,或肝肾不足,或受风寒湿邪均可造成跟骨痛。多发生于 40 岁以上的中老年人,女性较男性多见。引起跟骨痛除上述原因外,还可见跟骨下脂肪垫损伤、跟骨结节部前缘骨质增生及跖腱炎等原因。

【病因病机】

人体站立时,跟骨承受身体一半的体重,跟骨下的脂肪垫有减轻震荡的作用,但若无意中足跟被硬物或用力过猛足跟着地,脂肪垫受创,脂肪垫会发生充血肿胀,长时间未获得痊愈,就会导致跟骨骨质增生而产生疼痛。跖腱膜自跟骨跖面结节向前伸展,止于 5 个足趾近趾节骨膜,如长期持续牵拉,也会在趾腱膜的跟骨结节附着处发生慢性损伤,引起跟骨疼痛。

另外,中医认为,肝肾亏损,足跟部属肾,也可引起足跟痛。

【辨证】

实证:损伤、增生等引起的跟骨疼痛属中医实证,下地行走后,疼痛不能缓解,反而越走越痛。

虚证:凡是刚下地行走时感觉痛,而走一会儿又感觉不痛或缓解,则常为肾虚疼痛。

【缪(妙)刺法治疗】

1. 上病下治,下病上治

(1)取患侧的大陵穴,毫针刺入后,行捻转强刺激法,让患者活动患足,使劲跺地,即时不痛。留针30分钟,10分钟动针1次,每天针刺1次,每10次为1个疗程。

(2)取健侧的大陵穴,刺法如上。

(3)若双侧足跟痛,取双侧的大陵穴,刺法如上。

(4)取健侧第二掌骨的足跟部的压痛点,毫针直刺,行捻转强刺激法。若双侧痛,在双侧压痛点针刺,针法如上。留针30分钟,每10分钟动针1次,每天针刺1次,每10次为1个疗程。

(5)取健侧或患侧或双侧头部足跟区,毫针横刺,行强捻转手法,每分钟400转。留针30分钟,10分钟动针1次,每天针刺1次,每10次为1个疗程。

2. 前病后治,后病前治

(1)取健侧足背的解溪穴,毫针刺入,行强刺激法。留针30分钟,每10分钟动针1次,每天针刺1次,每10次为1个疗程。

(2)取患侧足背的解溪穴,毫针刺入,得气后,再取健侧的解溪穴,毫针刺入,行捻转强刺激法。留针30分钟,每10分钟健侧的针动针1次,每天针刺1次,每10次为1个疗程。

(3)取双侧耳穴足跟部压痛点加神门穴,毫针刺入,行强捻转刺激法。

【按语】

大陵穴是治疗跟骨疼痛最好的穴位,针刺后,可让患者配合运动,当时就能获得疗效。

第5章 内科病

一、哮喘

【概论】

哮喘是一种常见的发作性疾病,一年四季均可发病,尤以秋冬季节发病较多。哮喘的发作常与接触某些物质(如皮毛、灰尘、花粉以及鱼、虾等食物),也可因某些炎症、寄生虫产生过敏反应引起细支气管痉挛而发病。中医认为,本病为"哮""喘咳""上气"范畴。

【病因病机】

劳累过度,内有痰气,复受风寒,内外合邪而发哮喘。由于痰气交阻,闭塞气道,肺失宣降所致,其成痰的原因在性质上有寒热之分。寒痰多由外感风寒失于表散,寒入肺经,气阻痰生或饮食生冷,寒饮内停,素体阳虚,气不化津,痰浊凝结内伏于肺,遇寒则触发。热痰多由饮食肥甘辛辣太过,内有蕴热炼津成痰,痰则肺气不清,气阻而痰热溢聚,一遇风寒则气郁痰壅而哮喘发作。

【辨证】

哮喘,呼吸急促,喉间有哮鸣音,咳嗽而喘等。临床上,分为实证和虚证。

实证:风寒者,则每见哮喘咳吐稀痰,口不渴,恶风寒,头痛,苔薄白,脉浮紧。

虚证:身体虚弱,言语无力,气短而促,动则汗出,舌淡或微红,脉弱无力,日久则呼多吸少成肾不纳气之喘。

【缪(妙)刺法治疗】

1. 上病下治,下病上治

（1）先取膻中穴，毫针顺胸骨向下横刺，行平补平泻手法。然后，取丰隆穴，毫针直刺，行提插捻转强刺激法。留针 30 分钟，每 10 分钟动针 1 次，每天针刺 1 次，每 10 次为 1 个疗程。

（2）先取膻中穴如上操作，然后取列缺、尺泽穴，毫针刺入后，行捻转强刺激法。留针 30 分钟，每 10 分钟动针 1 次，每天针刺 1 次，每 10 次为 1 个疗程。

（3）取下肢丰隆穴，毫针刺入，祛痰通便，止咳平喘，每天针刺 1 次，留针 30 分钟，每 10 分钟动针 1 次，每 10 次为 1 个疗程。

（4）耳针取肺区的压痛点，毫针刺入，捻转。

（5）足针取肺区、支气管、肾上腺区的压痛点，毫针刺入，行强刺激。

2. 前病后治，后病前治

取定喘穴，毫针针尖向下入刺，行捻转强刺激手法，使针感传至腰。留针 30 分钟，每 10 分钟动针 1 次，每天针刺 1 次，每 10 次为 1 个疗程。

3. 鼻针

在鼻尖黑点上用三棱针点刺出血，每 3 天点刺 1 次，每 10 次为 1 个疗程，可治愈。

二、急性胃肠炎

【概论】

急性胃肠炎是夏秋季较为常见的胃肠道疾病，本病多因饮食不洁，食用腐败变质食物所引起，也有因暴饮暴食后感受寒凉所致。在祖国医学中属"霍乱""泄泻"范畴，认为是胃肠清气不升，浊气不降，邪秽阻滞于中焦，清浊相干，壅塞气机而发病。

【病因病机】

因饮食不洁，食用腐败变质食物或暴饮暴食，感受风寒致胃肠清气不升，浊气不降，邪秽阻滞于中焦而产生呕吐、腹痛、泄泻等主要症状。

【辨证】

主要症状是胃痛、腹痛、腹胀,上逆则先吐,下气则先泻。先吐为胃气上逆,先泻为邪入下焦,大便溏薄有泡沫黏液或呈黄水样便,1 日 3~5 次,甚至 10 多次。一般不发热,亦有体温为 38℃以上者并伴有头痛、头晕、乏力等症状。重症者因吐泻不止可迅速出现全身衰竭、脱水、尿少、眼窝凹陷、出冷汗、口唇青紫、四肢厥冷、脉微弱欲绝等危象。

【缪(妙)刺法治疗】

上病下治,下病上治

（1）若先吐者,用三棱针点刺曲泽穴出血,然后,再点刺委中穴出血;并急送医院治疗,以防止危象出现。

（2）若先泻者,用三棱针点刺委中穴出血,然后,再点刺曲泽穴出血,并急送医院治疗。

三、便秘

【概论】

大便次数少,粪便干燥难解称为便秘。正常情况下,24~48 小时一次大便,若超过 48 小时,即可视为便秘。便秘原因很多,临床分为结肠便秘和直肠便秘两种。大多无器质性病变的所谓单纯性便秘患者,一般无症状或阳性体征。由于粪便在直肠和乙状结肠过度壅滞,患者常有下腹胀满且欲便不解感觉。

【病因病机】

1. 实性便秘:胃肠积热致使津液耗损,肠失濡润致使便秘。

2. 虚性便秘:妇女产后便秘多因产后出汗伤血所致。一般有以下几种:肾阴虚,致使阴虚火旺造成虚火便秘;肺气虚,则运肠无力导致气虚便秘;脾气虚,肠中津液亏虚也致使便秘。

【辨证】

1. 胃肠积热者,必须有发热、腹部满闷、口干口渴、烦躁、大便硬结等症。

2. 产后便秘者必有生育史;肾虚便秘者"大便初头硬";脾虚便秘者口唇干;气虚便秘者大便不硬结,但无力排便。

【缪(妙)刺法治疗 】

1. 上病下治,下病上治

（1）取足三里、丰隆穴,毫针直刺,行提插捻转强刺激,加强肠胃蠕动即可排便。留针 30 分钟,每 10 分钟动针 1 次,每天针刺 1 次,每 10 次为 1 个疗程。

（2）取支沟穴,用毫针直刺,采用捻转提插强刺激手法。留针 30 分钟,每 10 分钟动针 1 次,每天针刺 1 次,每 10 次为 1 个疗程。或右手掐左手支沟,或左手掐右手支沟,立即有便意。

（3）取双侧第二掌骨、直肠区的压痛点,毫针刺入,行强刺激。

（4）取耳穴便秘点(对耳轮下角的中段上缘,在坐骨神经穴的内上方),直刺,行强刺激。

2. 前病后治,后病前治

取双侧的大肠俞穴,毫针刺入,行捻转强刺激手法。留针 30 分钟,每 10 分钟动针 1 次,每天针刺 1 次,每 10 次为 1 个疗程。

【按语 】

缪(妙)刺法治疗便秘有一定疗效,也可配合药物共同治疗,这样效果更佳。气虚便秘用补气润肠膏,肾虚便秘用肉苁蓉 30g 水煎服;脾虚便秘用生白术 50g 水煎服。

四、失眠

【概论 】

失眠为临床最为多见的一种睡眠障碍,病因各异,分别有生理性、病理性、精神方面以及药物作用等。医学上说的失眠是指精神因素和部分疾病引起的。诊断失眠不能单以睡眠时间而定,而是以失眠的症状:头晕、头胀、心悸、焦虑、精神不振、工作效率降低等为依据。若晚上没睡觉,但第二天精神好,不头晕,可不诊为失眠。

【病因病机】

导致失眠的原因很多,中医早有"胃不和则卧不安"之说,常见症状为,入睡困难或早醒不能再睡或睡眠不实,质量不佳反复醒来。"肝藏魂",人夜卧则血归于肝,夜间血不入肝,故失眠。"

【辨证】

本病以不易入睡为主症,但发病情况不一样,有开始难以入睡的;有易睡又易醒,醒后不能再入睡。以病因不同,各有兼证。若属心脾亏损,则表现心悸怔忡,头昏目眩,汗易出,脉细弱;若肾虚,则见头昏,腰痛腰酸乏力,遗精,舌红,脉数等;若情志抑郁,证象是忧思烦闷,精神不振,脉弦;若脾胃不和,则表现为脘闷不适,苔厚腻而脉滑。

【缪(妙)刺法治疗】

1. 上病下治,下病上治

(1)先针刺神门、三阴交穴,行平补平泻手法,再针刺四神聪穴,采用强捻转刺激。留针 30 分钟,每 10 分钟行针 1 次,每天针刺 1 次,每 10 次为 1 个疗程。

(2)先针刺神门、三阴交穴,行平补平泻手法,再针刺足之失眠穴(足跟生殖四区),行捻转强刺激手法。留针 30 分钟,10 分钟动针 1 次,每天针刺 1 次,每 10 次为 1 疗程(一般不采用此法,因足之针刺甚痛)。

(3)取双安眠穴(风池与翳风穴连线中点),毫针刺入。留针 30 分钟,10 分钟动针 1 次,每天针刺 1 次,每 10 次为 1 个疗程。

五、癔症

【概论】

癔症也称歇斯底里症,其是一种常见的神经病症。一般多由歇斯底里的性格加之精神因素引起,女性发病率高于男性,常见于青壮年。

【病因病机】

由于精神上受到刺激引起各种各样的症状,可呈现出多种疾病表现,中医认为本病属"脏躁""奔豚""梅核气"等病的范畴。其病机是由于肝郁不舒,气血逆乱,导致肝火上冲,影响心神。

【辨证】

本病诊断要点:①必须有精神上的刺激;②其症状不能用解剖、生理、病理等方面解释;③症状与本人态度不一致(如症状十分严重而表现得若无其事);④经全面检查无阳性体征;⑤受暗示可使其症状减轻或缓解,也可使其发作或加重。

【缪(妙)刺法】

1. 癔症性失明

取双侧的膈俞穴,用毫针刺入后,行强捻转手法,使针感传至前胸,令患者向前看。不留针,每天针刺 1 次, 1~3 次为 1 个疗程(注意针刺深浅,勿致气胸)。

2. 癔病性瘫痪

取双侧的足三里穴,用毫针刺入,行捻转提插强刺激手法,让针感下传至足部。起针后,鼓励患者自己站起来,试着行走。针刺后,不留针,每天针刺 1 次, 1~3 次为 1 个疗程。针刺的同时,鼓励患者增强战胜疾病信心。

3. 癔症性失语

取廉泉、天突穴,用毫针先刺廉泉穴,行捻转强刺激手法后,迅速退针。然后,再刺天突穴(顺胸骨柄使针感下行,不可偏刺以防造成气胸),行捻转强刺激手法后,迅速出针,令患者试着说话。每天针刺 1 次,1~3 次为 1 个疗程。

4. 癔症性耳聋

取哑门穴,毫针刺入(向斜上方刺),一边进针一边观察患者的面部表情。当患者感到头胀感痛苦时,不再进针,稍加捻转立即出针,并与其对话,观察其是否有听觉。每天针刺 1 次,1~3 次为 1 个疗程。

六、瘫痪

【概论】

瘫痪是由于脑出血、蛛网膜下隙出血、脑血栓形成、脑栓塞和脑血管痉挛等疾病后出现的瘫痪疾病。它们的共同特点是起病急剧,病势凶猛,多危重。急性期过后,根据病灶部位及病情轻重不同往往遗留不同程度的瘫痪和失语等症状,祖国医学称为"中风"或"偏枯"。

【病因病机】

发病原因主要的是,在人体的脏腑阴阳失去平衡的情况下引发的忧思恼怒;或由于嗜酒劳累、房事等诱发,心火暴盛,气血并走于上,痰浊阻窍致脏躁经络的功能失于常度,以及阴阳之气逆乱而为闭证;还有阴阳离绝而成脱象;或仅经络之气阻滞而见半身不遂、口眼歪斜等症。在临床上,就其发病深浅程度不同,重者出现经络并脏躁症状,轻的则只出现经络症状,故中医分中脏腑与中经络两类,作为辨证和治疗的依据。

【辨证】

1. 中脏腑:本病发病之前,常见眩晕、心悸或一时语謇和手指麻木等先兆症状。发病时,突然昏厥跌扑,不省人事并见半身不遂,舌强言謇,口眼歪斜等症。根据病因、病机不同,又可分为闭证与脱证。

(1)闭证:多因气火冲逆,痰浊壅盛,证见神昏谵语,不省人事,牙关紧闭,面赤气粗,两便闭塞,脉象滑大弦劲。

(2)脱证:由于真气衰微,元阳暴脱,证见目合口张,汗出痰壅,四肢逆冷,脉象细弱等。如汗出如珠如油,面赤如妆,脉象欲绝或脉大无根,此为真阳外越,为危象。

2. 中经络:病在经络之分未入脏腑或脏腑功能逐渐恢复而经络气血仍形成阻滞,证见半身不遂,肌肤麻木不仁,舌强言謇或口眼歪斜,脉弦滑或兼浮。

【缪（妙）刺法治疗】

1. 左病右治, 右病左治

先针刺人中穴, 若是口眼歪斜者, 取健侧, 针刺太阳攒竹、四白、下关、颊车、迎香、外关穴, 以及患侧合谷穴。针刺时, 行强捻转刺激, 不留针, 然后, 将人中穴上的毫针取下。第2~5天时, 针刺患侧的攒竹、太阳、四白、地仓透颊车、外关等穴, 以及健侧的合谷穴。留针30分钟, 不行针, 每天1次, 每5次为1个疗程。第6天如第1天的刺法一样, 第7~10天的刺法如第2~5天一样。10天为1个疗程, 休息3~5天后, 再如上刺法进行第2个疗程。一般1~5个疗程即可见效。若半身不遂者亦如上法, 先刺人中穴, 然后健侧肩三针加刺曲池、合谷、外关、下肢环跳、足三里、阳陵泉、悬钟穴, 行捻转提插强刺激手法之后, 立即出针, 最后取下人中穴的针。第2天取患侧上述穴, 针后留针30分钟, 如此方法连续刺患侧4天。第5天如第1天方法针刺。第7~9天按刺患侧方法针刺。每10天为1个疗程, 3~6个疗程可痊愈。

2. 上病下治, 下病上治

（1）中风急性期：①闭证, 针刺人中、十宣、内关、神门、合谷、曲池穴；②脱证, 针刺神阙、气海、关元、大墩敦穴。

（2）中风恢复期后遗症, ①失语, 针刺哑门、廉泉、合谷、风池穴；②上肢全瘫或屈伸困难, 针刺肩三针、曲池、外关、中渚、合谷穴；③下肢全瘫或屈伸站立困难, 针刺环跳、风市、阳陵泉、足三里、昆仑、丘墟、太冲、隐白穴；④尿失禁, 针刺关元、中极、三阴交、太溪穴；⑤中枢性面瘫, 针刺下关、颊车、地仓穴。

（3）针刺方法

1）中风闭证以开窍、泄热和降气为主, 针刺用泻法, 行强刺激手法。根据病情还可用轻刺激, 但不留针。

2）中风脱证：以回阳固脱为主, 针刺用补法。若阳欲脱者, 采用灸法。

3）中经络或中脏腑后遗症：宜于疏通经络, 宣导气血, 针刺以强刺激或中等度刺激,也可补泻兼施或用平补平泻手法。

总之,急性期选穴宜少而精,一般选 2~3 穴。必要时,也可选 5~6 穴。恢复期或后遗症期,可根据病情一般选 6~10 个穴。急性期每天针 1 次。恢复期或后遗症,可隔天针 1 次,留针 20~30 分钟。在脑出血 1 小时内,观察双脚底有紫红瘀血者,用三棱针点足趾尖放血。

【按语】

中风病属西医脑血管病,在老年人中最为常见,死亡率最高,据有关部门统计,在疾病死亡率中占首要位置。因此,在发病初期,应以抢救为主,若脑溢出血者,查足底发青者,可立即针刺足底青紫处,使其苏醒;脑涨痛减轻。恢复期也应该以综合性治疗为主,针灸治疗仅为其中之一。对于后遗症期可以针灸、电针、耳针、头针、中医中药、西医西药等互相结合治疗。治疗同时要加强功能锻炼,发病后早治,一般能使患者完全恢复,绝大部分患者可收到不同程度的疗效。关于脑溢出血,经 CT 诊断后,能打眼引流者,可打眼引流。若不能引流者,西医多采用输液。其实服中药也能取得良好效果,比引流输液效果还好。

七、眩晕

【概论】

眩晕相当于西医的高血压。高血压是以动脉血压增高为主要临床表现的一种疾病。高血压病属中医"眩晕""头痛"的范畴,本病多见于 40 岁以上,也可见于青年人。高血压有原发性和继发性之分。

【病因病机】

按中医的眩晕而论,有因肾水不足,水不涵木,肝阳上扰清窍而发;亦有心脾亏损,气血不足,髓海空虚而发;有因脾胃虚弱,运化失常,湿阻生痰,上扰清窍而发;还有瘀血停滞,清阳不升,浊气不降而发。

【辨证】

本病以头晕旋转,眼目昏黑,心悸失眠,乏力欲吐为主症。因肾水不足,肝阳上亢者,表现为腰酸神疲,面赤耳鸣,欲作呕吐,舌红,脉弦数,多因情绪恼怒而发作;气血不足,表现精神疲倦,少气懒言,不思饮食,心悸失眠,面色苍白,舌淡,脉细;痰浊中阻者,则胃失和降,自觉脘痞恶心,头昏头重,苔腻脉滑。血瘀者,表现为舌质紫暗、头刺痛等症。

【缪(妙)刺法治疗】

1. 上病下治,下病上治

(1)上肢取曲池、合谷、内关穴,下肢取足三里、三阴交穴为主穴。肝阳上亢者配太冲穴;气血不足者配脾俞、百会穴;痰浊中阻者配中脘、丰隆穴。每天针刺1次,10次为1个疗程,留针30分钟,行平补平泻手法,不可行强刺激捻转提插手法。

(2)刺血疗法:取太阳、大椎、曲泽、委中穴,三棱针点刺,每次取1穴(双侧)。曲泽、委中穴可缓刺静脉出血,每次出血量为5~10mL。大椎、太阳穴针刺后,拔火罐10~15分钟,放血量为10~20mL,每隔5~7天1次,每5次为1个疗程。

2. 左病右治,右病左治

耳针。

(1)通用法:在耳穴的降压沟、心区、降压点(上、下)、交感区、耳尖放血。

(2)耳穴综合疗法:取耳穴的肝区、降压点、皮质下区配体穴的足三里、内关、曲池等穴,采用点刺放血。

以上两法均采用第1次左耳,隔日第2次右耳的交替间隔疗法。

【按语】

眩晕是病因病机很复杂的一种病,不可仅用针灸来治疗。若使用针灸,可配合中药或西医西药进行治疗。若阴虚的高血压眩晕,除针灸采用三阴交穴和太冲穴外,还可采用中西药合制的降压避风片。在临床上,遇到眩晕一定要辨证施治,不可按照自己以往的经验而采取治疗。

八、糖尿病

【概论】

糖尿病是由于胰岛素分泌失调绝对或相对不足而引起的糖、蛋白、脂肪代谢紊乱而造成的全身性疾病。引起本病的原因很多,可能与免疫、病毒感染、胰升糖素升高有关。本病是以血糖升高为主要特征。本病属中医"消渴""消瘅"范畴。中医将消渴分为上、中、下三消,与肺、脾、肾三脏功能失调有关。

【病因病机】

1. 醇酒厚味损伤脾胃,致使运化失职,酿成内热,蕴结化燥,消谷耗津而发为消渴。

2. 五志过极,郁而化火,消烁津液以致阴虚阳亢也能发为消渴。

3. 恣情纵欲,肾虚精耗,肾虚则固摄无权,精耗则气不化水,故小便多而消渴。

总之,上述各种因素都可引起阴虚血燥,导致本病,故本病总病机为"阴虚燥热"。

【辨证】

化验空腹血糖高于 7mmol/L,餐后血糖高于 11.1mmol/L,糖化血红蛋白≥7.5 mmol/L,都可诊断为糖尿病。

上消:烦渴多饮,口干舌燥,大便如常,小便频多,舌边尖红,苔薄黄,脉洪数。

中消:消谷善饥,形体消瘦,大便秘结,苔黄,脉滑数。

下消:小便频数量多,尿甜,口干舌红,脉沉细数等。

【缪(妙)刺法治疗】

1. 上病下治,下病上治

(1)取足针的胰、胃、脑垂体、肾区,用毫针刺入,行捻转强刺激。留针 30 分钟,每 10 分钟动针 1 次,每天针刺 1 次,每 10 次为 1 个疗程。

（2）取足三里、阳陵泉、三阴交、太溪、太冲等穴，用毫针刺入后，行平补平泻手法。留针30分钟，每天针刺1次，每10次为1个疗程。

（3）取曲池、支沟、合谷穴和下肢的丰隆、足三里穴，毫针刺入，行捻转提插手法强刺激。留针30分钟，每10分钟动针1次，每10次为1个疗程，休息5天，再进行下1个疗程。

（4）耳针疗法：取神门、胰、胆、内分泌、肾上腺、肾、胃区。在未产生并发症时，应用刺法可取得一定效果。

（5）针地机和然谷穴，行平补平活法，可降血糖。

（6）口干者，针太溪穴，可立即口中有唾液。

2. 前病后治，后病前治

取脾俞、膈俞、胰俞、足三里、三阴交穴，亦可配肝俞、胃俞、中脘、阴陵泉、关元等穴，先针刺后背的俞穴，留针30分钟，再刺中脘、阴陵泉、关元穴，缓慢捻转，中度刺激。留针30分钟，每天针刺1次，每10次为1个疗程。

【按语】

针灸治疗糖尿病在古今针灸书籍中记载颇多，只是近几十年来有关研究报道不多。但临床实践中个别病案的治疗则不少见。一般认为，以针灸治疗为主的穴位对轻型和中型患者疗效较好，对改善症状和调整胰岛素分泌功能也有一定作用，如有的患者单纯针灸治疗可使尿糖消失，血糖恢复正常，有的患者通过针灸治疗，在一定时期内，可以减少或停服降糖药物，甚至可停用胰岛素。但对胰岛素完全依赖的患者却很难奏效。糖尿病患者应用针灸治疗及综合治疗法，可以延长人的寿命和延缓并发症的出现。若口干者，自我按压太溪穴，立即有口水。

九、重症肌无力

【概论】

重症肌无力是神经和肌肉间的递质功能障碍，导致横纹肌易于疲劳的慢性疾病。目前，病因尚不十分明了，可能与免疫有关。本病多发于青壮年,女性较多,感染、疲劳、创伤、分娩、精神刺激和某些药物可为诱发因素。本病相当于中医的"痿证""上睑下垂"等病的范畴。

【病因病机】

由于精神因素致肝火亢盛,而肝木克脾土,脾失健运,肌肉失养而致,或是由于外伤惊恐、感染、分娩、药物伤及脾胃,使肌肉失养,也可造成本病。西医认为,胸腺过大,内分泌失调而致。临床分为眼肌型、躯体型、肌萎缩型以及新生儿肌无力型。

【辨证】

诊断本病除患者病史、体征外,可做疲劳试验、新斯的明试验、电刺激试验或肌电图试验等方法来确诊。当用新斯的明注射后,可立即好转。但药物作用过后,患者又将恢复原样为最确切的诊断,新斯的明或激素成为治疗本病的主要药物。中医中药治疗认为,"痿证独取阳明"和具有西药激素作用而无激素不良反应的中药治疗,可取得明显疗效。

【缪(妙)刺法治疗】

1. 上病下治,下病上治

(1)取四神聪、头维、攒竹、丝竹穴,和足三里穴,毫针刺入,行强捻转刺激。留针30分钟,每10分钟动针1次,每天1针刺次,每10次为1个疗程。

(2)取阳白、头维、太阳、百会、风池、曲池、外关、合谷、足三里、阳陵泉、三阴交、太冲、内庭等穴,毫针刺入后,在上肢和下肢行捻转强刺激手法。留针30分钟,行平补平泻手法,每天针刺1次,每10次为1个疗程。

(3)配合谷穴,毫针刺入,强刺激,也有明显效果。

2. 耳针疗法

取耳穴的皮质下、脾、脊髓、脑干配肝、肾、胃、眼区,用耳针双耳同取。每穴捻1分钟,行强刺激,每天针刺2~3次,5~7天后,休息3天,再耳针1次。

3. 头针,取头之视区或平衡区,斜刺,行捻转强刺激手法。

【按语】

本病随时都可出现生命危险，一旦呼吸肌和腹部肌肉出现障碍，可立即死亡。在综合治疗法保住生命的情况下，逐渐减少西药用量。当逐渐减完西药后，尚需继续中药和针灸。几个月至 1 年以后，逐渐停中药和针灸。

十、痛风

【概论】

痛风是因食物当中的嘌呤引起肾代谢失常使尿酸升高的一种代谢性疾病。大多与食海虾、螃蟹，以及食用含有嘌呤多的食物，如菜花、豆类食品有关。发病者多为 40 岁以上男性。它是一种代谢性疾病，往往和糖尿病并发，具有遗传家族倾向。

【病因病机】

由于多食用含有嘌呤多的鱼虾、螃蟹、菜花、豆类等食物，导致肾中尿酸增加形成尿酸结石。而结石停留于软骨骨质、肾脏、皮下及其他组织中，进而引起病损及炎性反应的一种疾病。

【辨证】

常在夜间发生一个关节的红肿热痛，以第一跖趾关节为最多见，伴有发热、头痛、心悸。另外，指趾、耳壳部有时可扪及小的痛风石。发作后，可自愈，但发作愈频，间隔期愈短直至无间歇期，化验血尿酸值增高。X 线检查可见受累关节软组织肿胀，关节间隙变窄，软骨下骨质呈囊样缺损，周围骨密度增高。

【缪（妙）刺法治疗】

1. 左病右治，右病左治

（1）取健侧的患侧疼痛相对应点，用毫针刺入后，行捻转提插强刺激，同时令患者活动患部。留针 30 分钟，每 10 分钟动针 1 次，每天针刺 1 次，每 10 次为 1 个疗程。

（2）找出患者的最疼痛点，用三棱针点刺出血，再用毫针针刺健侧对应点,行捻转强刺激,令患者活动患部。留针 30 分钟,每 10 分钟动针 1 次,7~10 次为 1 个疗程。

2. 上病下治,下病上治

(1)取患侧上肢或下肢相对应点,如左侧第一跖趾关节疼痛,则在左侧手的拇指第二指关节对应点,毫针刺入,行捻转强刺激手法,令患者活动患处。留针 30 分钟,每 10 分钟动针刺 1 次,每天针 1 次,每 10 次为 1 个疗程。

(2)取健侧上肢或下肢相对应点,如左侧第一跖趾关节疼痛,则在右侧手之拇指第二关节与掌骨之间的对应点,毫针刺入,行捻转强刺激手法,令患者活动患处。留针 30 分钟,每 10 分钟动针 1 次,每天针刺 1 次,每 10 次为 1 个疗程。

(3)取耳针的患部对应区,找压痛点后,耳针刺入,行强刺激手法。留针 30 分钟,每 10 分钟动针 1 次,每天针刺 1 次,每 10 次为 1 个疗程。

(4)取双手第二掌骨患部的相应的压痛点,毫针刺入,行捻转强刺激。留针 30 分钟,每 10 分钟行针 1 次,每天针刺 1 次,每 10 次为 1 疗程。

【按语】

确诊本病后,除缪(妙)刺法止痛外,还需进行药物治疗。急性发作期,应卧床休息,局部冷敷。红肿已消退后,再行热敷,并多饮水,少吃鱼及动物肝脏以减少蛋白的摄入,忌饮酒。当病情发作找不到西药时,可服中药速效救心丸以止痛,再服乌鸡白凤丸以治愈。

十一、胃下垂

【概论】

胃下垂指胃下降到腹腔或盆腔的不正常位置。本病多由于胃膈韧带、肝胃韧带及腹肌松弛无力,不能使胃固定于上腹的正常位置上而引起内脏下垂疾患。中医认为,此病属"胃脘痛""嗳气""嘈杂"等范畴,多因中气不足、中气下陷、脾胃虚弱所致,多见于身高瘦弱之无力型之人。

【病因病机】

中气不足、中气下陷、脾胃虚弱之人,一般为气虚气陷,无力推举胃,加之饭后重力原因,而使胃下垂。当胃到腹腔或盆腔时,就会造成食欲缺乏、胃脘坠胀不适。

【辨证】

平时气短,饭后乏力,胃脘坠胀不适,食欲缺乏,常隐隐作痛或痛连胸胁或伴有嗳气、吞酸、嘈杂、呕吐。患者常有贫血、消瘦、乏力、心悸、头昏等,X 线钡餐造影检查,胃小弯弧线低于髂脊连线下。

【缪(妙)刺法治疗】

1. 上病下治,下病上治

(1)取百会穴,毫针刺入并进行灸法。留针 30 分钟,每天针刺 1 次,每 10 次为 1 个疗程。

(2)取中脘。合谷、足三里穴,毫针刺入,行平补平泻手法,并灸中脘穴。每天针刺 1 次,留针 30~40 分钟,每 10 次为 1 个疗程。

2. 前病后治,后病前治

(1)取胃俞、脾俞、膈俞、肝俞穴,毫针刺入后加拔火罐。每天针刺 1 次,每 10 次为 1 个疗程。

(2)取中脘、气海、关元穴,针后加灸。另取内关、足三里穴,毫针刺入。留针 30 分钟,每天针灸 1 次,每 10 次为 1 个疗程。

3. 左病右治,右病左治

针刺提胃、胃下、下垂、胃穴,采用捻转补法,中等度刺激,亦可采用长针透刺法。留针 30~45 分钟,每天或隔天针刺 1 次,每 10 次为 1 个疗程。

【按语】

缪(妙)刺法对胃下垂有较好的效果,患者应树立信心,坚持治疗的同时,还应加强身体锻炼。平时需注意饮食,少食多餐,切忌暴饮暴食。餐后,躺卧半小时。治疗期间可辨证服用中药提高疗效,缩短疗程。治疗期间,应适当休息或减轻工作。

十二、痿证

【概论】

痿证是指肢体筋脉迟缓,软弱无力,日久因不能随意运动而致肌肉萎缩的一种病症。因为其多见于下肢,故称"痿躄",本证多见于多发的神经炎、小儿麻痹后遗症、急性脊髓炎、重症肌无力、癔症性瘫痪以及周期性瘫痪等,中医治疗本病多"独取阳明"。

【病因病机】

1. 脾胃热盛:过食辛辣肥甘食物导致脾胃湿热,或感受湿邪热毒,肺受热灼,津液耗伤,不能输精于皮毛,筋脉失养,遂成痿证。

2. 湿热外侵:久卧湿地,涉水雨淋,感受湿邪,湿留不去,日久化热,蕴蒸阳明。

3. 肝肾阴虚:疲劳伤肾或久病伤阴,阴虚不复,阴精虚乏,筋脉失养亦可渐成痿证。

【辨证】

痿证以四肢筋肉弛缓无力,失去运动功能为主症,与痹证的沉重疼痛妨碍运动者不同,初起多有发热,继则上肢或下肢,偏左或偏右,痿软无力。重者下肢完全不能运动,肌肉日渐瘦削,但无疼痛的症状。

1. 肺热:兼有发热、咳嗽、烦心、口渴、小便短赤、舌红无苔、脉细数。

2. 脾经湿热:兼有身重、头如裹、大筋软短、小筋弛长或小便湿浊、两足发热、得冷则舒、舌苔黄、脉滑或濡数。

3. 肝肾阴亏:兼有腰脊酸软、遗精早泄、头晕目眩、舌质红无苔或少苔、脉细数。

【缪(妙)刺法治疗】

1. 上病下治,下病上治

(1)左上肢痿证,取右侧肩三针,以及曲池、外关、合谷、后溪穴,毫针刺入，行捻转强刺激。留针 30 分钟，每 10 分钟动针 1 次，每天针刺 1 次，每 10 次为 1 个疗程。若右侧上肢痿证，则取左侧穴，针刺方法如上。

（2）若双上肢痿证则取双上肢，毫针刺入行平补平泻法。留针 40 分钟，每天针刺 1 次，每 10 次为 1 个疗程。

2. 上病下治，下病上治

（1）如右上肢痿证，则取左下肢的风市、足三里、阳陵泉、悬钟、三阴交、阴陵泉、血海穴，毫针刺入，采取捻转提插强刺激手法。留针 30 分钟，每 10 分钟动针 1 次，每天针刺 1 次，每 10 次为 1 个疗程。如右上肢则取左下肢穴位，针法如上。若双上肢痿证，则取双下肢穴，针法如上。

（2）头针缪（妙）刺法：若左上肢痿证，则取头右侧的上肢相对应区，毫针刺入后，每分钟捻 400 转，每天针刺 1 次，每 10 次为 1 个疗程。若右上肢痿证，则取左头的上肢相应区，针法如上。若双上肢痿证，则取头的两上肢相应区，针法同上，并在捻转的同时嘱患者活动患肢。

（3）如单侧上肢痿证，先毫针刺人中穴，然后毫针刺患侧相对应区，再刺健侧相对应区，行强捻转刺激后，即刻出针。留针 30 分钟，每天针刺 1 次，每 10 次为 1 个疗程。

3. 前病后治，后病前治

（1）在以上各种治疗方法的基础上，再加用梅花针叩击后背，以脊柱正中的督脉和膀胱经的两侧线为主，使患者皮肤微微出血，然后再拔火罐，每隔 3~5 天 1 次，每 10 次为 1 个疗程。

（2）若全身痿证，可取膻中、中脘、气海、关元、足三里、脾俞、胃俞、肾俞、肝俞、胆俞、命门、肺俞、膈俞穴，根据辨证，每次重点选穴，采取毫针刺入后，行平补平泻手法。每天针刺 1 次，每 10 次为 1 个疗程。

【按语】

本证治疗原则是"痿证独取阳明""脾主四肢"。本病不易治愈，因而必须坚持治疗。治疗中，必须嘱患者加强患肢身体锻炼，适当增加营养,及时补充维生素,慎起居,避风寒。

十三、急性胆囊炎

【概论】

胆囊位于肝下,若急性发炎,可出现黄疸、发烧、胁痛等症。属中医的"胁痛""黄疸"等病的范畴,约95%患者合并有胆结石或胆道蛔虫。

【病因病机】

情志不遂致肝失疏泄,气机不利,气血津液不能畅行或化湿化热。若煎熬成沙成石或蛔虫钻入胆道,不仅造成疼痛,而且造成胆汁外溢而出现黄疸,或因饮食不节,暴饮暴食,损伤胃肠,使湿热内蕴,肝胆疏泄失调,或外感六淫出现寒热往来、口苦咽干等。总的发病机制为气滞、湿阻、热蕴导致肝胆疏泄不利,胆腑通降失常,气机不畅而痛。

【辨证】

突发性右上腹阵发性绞痛,疼痛向右肩胛部放射,伴恶心、呕吐、厌食等消化道症状,右上腹有压痛点,反跳痛,肌肉紧张可扪及肿大的胆囊,右腿阳陵泉穴下有明显的胆囊区压痛穴。B超检查准确率达65%~90%。体温轻度或中度升高。血常规检查,可见白细胞和中性粒细胞指数升高。

【缪(妙)刺法治疗】

1. 左病右治,右病左治

(1)在右侧胆区压痛点用毫针横刺,不动针,在左侧的右侧疼痛点相对应区毫针刺入,行捻转强刺激。再针刺双胆囊穴,行提插捻转强刺激。留针60分钟,每10分钟动针1次。如此操作,1小时后,疼痛可大大减轻或消失,并同时根据病因给予其他疗法。若胆结石者,结石大于1 cm者,应及时手术治疗。结石小于1 cm者,针灸的同时服排石汤排石。

(2)取胆囊穴疼痛的对侧相对应点,毫针刺入,行捻转强刺激。留针1小时,每10分钟动针1次,每天1次。先止痛,然后根据疼痛特点和原因再分别采取其他疗法。

2. 上病下治，下病上治

（1）取双胆囊穴的压痛点，毫针刺入，行提插捻转强刺激手法止痛。每 10 分钟动针 1 次，直至痛止。

（2）取双侧外关穴，毫针刺入，行强提插捻转手法止痛。每 5~10 分钟动针 1 次，留针 1 小时。若仍痛，可采取其他针刺法止痛，然后进行中西医结合治疗。

（3）取耳穴的肝、胆、内分泌、神门等区，耳针止痛，痛止不行针，痛则行针。

（4）取双侧第二掌骨的胆区的压痛点，毫针刺入，行捻转强刺激手法，直至不痛。痛则捻转动针，然后采取中西医治疗。

（5）针刺双侧的迎香透四白穴，行捻转强刺激止痛。痛则动针，然后采取中西医结合治疗。

3. 前病后治，后病前治

在后背胆囊的对称点和肝俞、胆俞、膈俞穴，以毫针针刺治疗。适用于慢性胆囊炎，其他刺法解决不了疼痛时，也可采用此法治疗。每次留针 30 分钟，每天 1 次，每 10 次为 1 个疗程。

【按语】

急性胆囊炎可致化脓性胆囊炎、胆囊穿孔、弥漫性腹膜炎等，对于此病不可仅用针刺法来治疗，应采取中西医结合治疗。

十四、疝气

【概论】

疝气是指腹腔器官由腹壁缺损处经腹股沟或肚脐处膨出，有的进入阴囊为疝气，而由肚脐膨出的疝为"脐疝"；由腹股沟膨出的为"腹疝"，一般男女均可发病。

【病因病机】

疝气在小腹者属厥阴经病变。当寒湿凝滞、小儿哭闹、忿怒气郁或年老病后体虚均可致腹腔脏器下陷,形成疝气。现代医学认为,腹股沟斜疝的发生,主要与先天性腹膜鞘状突未能完全闭锁及腹股沟部腹壁薄弱有关。

【辨证】

在腹股沟或阴囊肚脐处出现的硬块膨出,站立时更甚,卧时揉按可消失。检查时,可在患侧腹股沟或阴囊内或肚脐周围发现有硬块,呈梨状或卵圆形,质软,上端有蒂柄联结。若为可复性疝,仰卧位时,可将疝块回纳入腹腔。疝回纳后,用拇指压迫内环处,患者咳嗽,肿块并不出现,放开拇指后,肿块即可复现。

【缪(妙)刺法治疗】

1. 左病右治,右病左治

取对侧的相对应点,毫针刺入,行捻转强刺激手法。一般为 3~5 分钟,留针 30 分钟,每天 1 次,每 5 次为 1 个疗程。

2. 上病下治,下病上治

(1)取对侧的合谷、大敦、涌泉穴,用毫针垂直刺入,行强刺激 3~5 分钟。留针 30 分钟,每天 1 次,每 5 次为 1 个疗程。

(2)针刺百会穴,加刺合谷穴,对年老体弱的疝气有效。

(3)灸法:用细绳量嘴角的长度,做成等边三角形。将一角放肚脐上,确定肚脐下两旁的三角形两点。若右疝,灸左侧三角形交角点。若左疝,灸右侧三角形交角点。

【按语】

本病不可单独用缪(妙)刺法治疗,只起缓解疼痛,如善后的治疗。本病最好找外科手术治疗。

十五、慢性肝炎

【概论】

慢性肝炎是肝脏的慢性炎症疾患,临床上一般分为慢性迁延性肝炎和慢性活动性肝炎两型。现在肝炎有甲、乙、丙、丁、戊 5 种肝炎、多为肝炎病毒引起与自身的免疫及服用某些药物有关,属中医"胁痛""黄疸"病的范畴。

【病因病机】

由于自身免疫功能低下,或服用某种药物造成的肝损伤极易感染肝炎病毒,造成急性肝炎。急性肝炎治疗不当或不及时,肝细胞受到损害就会导致慢性肝炎。

【辨证】

慢性迁延性肝炎主要临床表现为乏力、右胁肋部不适或隐痛、食欲缺乏;其次有腹胀、低热、头昏失眠、胸闷、心悸、气短等症状。急性发作时,可见轻度黄疸,肝脏多为轻度或中度肿大,质地较软并有轻度压痛和叩击痛,少数病例可扪及脾脏。

慢性活动性肝炎轻者常见症状有全身乏力、食欲减退、腹胀、肝区不适或隐痛;其次是体重减轻、低热、头昏、失眠等。重者可出现持续性或进行性加重的黄疸。部分患者可发展成肝硬化,皮肤有色素沉着,面色黧黑,蜘蛛痣,肝脏常肿大,质地变硬,有压痛和叩击痛,脾大或可出现腹水及下肢水肿等。5种肝炎中,甲肝勿诊断,其他四种均应西医诊断。

【缪（妙）刺法治疗】

1. 左病右治,右病左治

（1）若肝区痛可取健侧肝区（期门）,毫针刺入,行捻转强刺激,疼痛立即停止。行针30分钟,每10分钟动针1次,每天针刺1次,每10次为1个疗程。

（2）若肝区痛,可取患侧肝区毫针刺入,得气后,不提插捻转。再取健侧相应肝区,毫针横刺。刺入后,行捻转强刺激手法,疼痛可停止。留针30分钟,每10分钟在健侧动针1次,每天针刺1次,每10次为1个疗程。

2. 上病下治,下病上治

（1）取右侧的足三里、阳陵泉穴处的压痛点,毫针刺入,行捻转提插中度刺激。留针 30 分钟,每 10 分钟动针 1 次,每 10 次为 1 个疗程。

(2)取双侧的足三里穴和阳陵泉穴,针法如上。

(3)取期门穴,毫针刺入后,不行针。再取手的中渚穴(健侧或患侧或双侧同取),毫针刺入,行捻转强刺激。留针 30 分钟,每 10 分钟动针 1 次,每天 1 次,每 10 次为 1 个疗程。

3. 前病后治,后病前治

(1)取肝区痛的后背对称点,毫针横刺,行捻转刺激。留针 30 分钟,每 10 分钟动针 1 次,每天针刺 1 次,每 10 次为 1 个疗程。

(2)取后背患侧的肝俞、胆俞、脾俞、膈俞、肾俞穴,毫针横刺。得气后,不捻转。留针 40 分钟,每天针刺 1 次,每 10 次为 1 个疗程。

(3)取后背患侧和健侧的肝俞、胆俞、脾俞、膈俞穴,毫针刺入。得气后,患侧不动针,健侧行捻转中度刺激。留针 30 分钟,每天针刺 1 次,每 10 次为 1 个疗程。

【按语】

慢性肝炎为临床常见病,单独采用缪(妙)刺法治疗,目前报道的较少。穴位注射、挑治等虽有一定效果,但不如与中医中药配合治疗可提高疗效。

第 6 章　外科病

一、颈淋巴结核

【概论】

颈淋巴结核多为感染结核菌后,经血液侵入颈淋巴结的深部淋巴群的炎症。相当于中医的"瘰疬",破溃后则为"鼠疮"。中医认为,多因忧思郁怒,情志不畅,痰火凝结所致。一般以儿童和青年多见,成人次之。

【病因病机】

中医认为,忧思郁怒,情志不畅,痰火凝结积聚成块而致"瘰疬";热郁痰火,化腐成脓而成"鼠疮"。

现代医学早已证实,是感染结核杆菌造成颈淋巴结的肿大成颈淋巴结核。由于治疗不当,没能及时控制,致使颈淋巴结核肿大,渐成脓肿。其破溃后,伤口长期不愈。

【辨证】

颈部一侧或两侧有一个或多个不同程度肿大的淋巴结。皮色正常的早期淋巴结是分离的能滑动的。病情发展的淋巴结则是互相粘连,不能滑动的,而且肿大明显,甚至形成脓肿。其破溃后,伤口长期不愈,经常有脓液流出,使患者消瘦。结核毒素实验,若为阳性则可确诊为结核病。本病虽为结核杆菌感染,但注射链霉素常无效。而中医治疗常取得明显疗效。

【缪(妙)刺法治疗】

1.左病右治,右病左治

(1)若单侧患病,可取健侧的对应点,毫针刺入,行捻转强刺激。

留针 30 分钟,每 10 分钟动针 1 次,每天针刺 1 次,每 10 次为 1 个疗程。

(2)若单侧患病,先取患侧的肿大淋巴结周围,然后从八方围刺。再用上法对健侧进行针刺。留针 30 分钟,每天针刺 1 次,每 10 次为 1 个疗程。

(3)若双侧患病,可局部围刺。上肢配支沟穴,下肢配足三里穴,行捻转强刺激手法。留针 30 分钟,每天针刺 1 次,每 10 次为 1 个疗程。

2. 上病下治,下病上治

(1)取肩井、肘尖穴,毫针刺入,行捻转手法。肩井穴一定控制针刺深度,两穴均采用捻转强刺激。留针 30 分钟,每天针刺 1 次,每 10 次为 1 个疗程。肩井穴危险,刺深易造成肺炎,得气胸,宜填刺。

(2)取足三里、支沟穴,毫针刺入后,行捻转提插强刺激。留针 30 分钟,每天针刺 1 次,每 10 次为 1 个疗程。

3. 前病后治,后病前治

(1)取颈百劳、肺俞穴,先刺双侧颈百劳穴,再刺肺俞穴,行捻转强刺激。留针 30 分钟,每天针刺 1 次,每 10 次为 1 个疗程。

(2)先取颈百劳、翳风穴,毫针刺入,行平补平泻法,然后,用毫针由曲池穴上透臂臑穴,行捻转强刺激手法。留针 30 分钟,每 10 分钟动针 1 次,每天针刺 1 次,每 10 次为 1 个疗程。

【按语】

缪(妙)刺法治疗淋巴结核有一定疗效。而西医治疗淋巴结核则多采用注射链霉素,口服异烟肼,也有一定疗效。若不封口者,采用乳香、没药等量为末,涂于疮口,每天 1 次,以愈为度。在治疗期间,要增加营养,注意休息,避免过劳,忌食辛辣之物,避免房事。

二、腱鞘炎

【概论】

腱鞘炎是一种腱鞘损伤的疾病。多因劳累之后又遭受寒冷刺激，或局部受到挤压所致。属中医的"伤筋""筋痹"范畴。

【病因病机】

肘、腕、手指等部位因受寒冷刺激或因扭伤挤压，气血不能运行，出现局部肿胀、疼痛，活动则痛重。

【辨证】

凡肘、腕、手指或足踝、足趾等部位，由于受寒冷刺激或扭伤引起局部肿胀疼痛，活动受限，发于肘部者称之为"网球肘"。以腕关节手指部来说，以拇指多见。活动疼痛加重，握拳向尺侧弯曲时，疼痛向手或前臂放散。检查患处有典型压痛点。

【缪(妙)刺法治疗】

1. 左病右治，右病左治

(1)在患侧找出疼痛压痛点取健侧的对应点，采用毫针刺入，行捻转强刺激手法，让患者活动患部，患者可立即止痛。留针30分钟，10分钟动针1次，每天针1次。

(2)在患侧取疼痛点，毫针刺入，得气后，留针。然后，再在患处的健侧对应点行上述治疗，30分钟起针后，让患者活动患部，也可立即止痛。每天1次，1～2次见效。

(3)患者为正在比赛的运动员，可在健侧疼痛对应点毫针刺入后，行捻转强刺激，即时起针，运动员可立即止痛，参加比赛。

2. 上病下治，下病上治

(1)如右上肢患病，则在左侧下肢解剖学相对应点取穴，毫针刺入，行捻转强刺激，同样可取得良效。

(2)如左侧上肢患病，取双下肢解剖学相对应点的穴，毫针针刺，行捻转强刺激手法，同样取得良效。

【按语】

在治疗期间,患者应减少活动,适当休息。患部应注意保暖。治愈后,如过度疲劳,常易复发,如法治疗,仍有效。

三、腱鞘囊肿

【概论】

腱鞘囊肿是临床常见病,多发于关节肌肉附近,一般认为,与局部损伤有关。多见于腕关节背面、足背、膝关节内外侧,腘窝内亦可发生。

【病因病机】

由于劳累过度伤及筋腱和肌肉,又受风、寒、湿邪,造成气血不和,水湿停聚,影响筋腱的功能,使筋鞘肿胀、痰湿积聚成囊肿。

【辨证】

在腕关节背面,足背、膝关节内外侧,腘窝内出现肿大的粒状物,稍稍滑动,囊肿内便充满液体,而张力大时,就显得坚硬。

【缪(妙)刺法】

左病右治,右病左治:

(1)取患侧囊肿用围刺法:周围四针横向中央刺,中央直刺一针,进针后,行提插捻转强刺激手法,使囊壁刺破,立即起针,拇指用力加压,使囊中黏液挤出,消毒后,用绷带包紧。再在健侧的囊肿的对应点,行平补平泻手法,留针30分钟,每10分钟轻度捻转。第2天,再针健侧,3~5天为1个疗程。一般1个疗程即愈。愈后,仍可复发,复发后,照此针法治疗仍有效。

(2)在上方的治疗基础上,还可配上肢阳溪、阳池、外关、合谷穴,以及下肢配阳陵泉、足三里、解溪等穴针刺治疗。

四、前列腺炎

【概论】

前列腺炎是男性生殖系统最常见的一种疾病,本病占泌尿外科门诊患者的 30% 左右,多在青年及中年人身上发生,到老年则逐渐加重。

【病因病机】

由于不规则的性生活或手淫,产生阴部慢性长期充血,或因病菌经尿道进入前列腺造成感染,或经淋巴进入前列腺,造成感染,发生急性前列腺炎。急性期没有很好控制,而转为慢性。临床上急性前列腺炎较少,最常见的是慢性前列腺炎。

【辨证】

前列腺炎最主要的临床表现为尿频、尿急、排尿不畅、排尿分叉。有时尿道有白色分泌物,早泄,遗精,勃起不良,下腰部,耻骨上,会阴及大腿处酸痛,多有失眠乏力、头晕、记忆力差等神经衰弱症状。肛门指诊可触及肿大的前列腺。

【缪(妙)刺法】

1. 上病下治,下病上治

(1)取中极、气海、关元穴,毫针刺入,得气后,留针。上肢取曲池、内关、合谷穴;下肢取足三里、三阴交穴,毫针刺入后,行平补平泻手法。留针 30 分钟,每天针 1 次,每 10 次为 1 个疗程。

(2)取双手第二掌骨的前列腺的压痛点,毫针刺入,行捻转强刺激。留针 30 分钟,每 10 分钟动针 1 次,每天 1 次,每 10 次为 1 个疗程。

(3)取耳穴的肾区、前列腺区、内分泌区、神门等压痛点,毫针或耳针刺入,然后按压。

2. 前病后治,后病前治

取肾俞、腰阳关、腰眼、八髎、精宫等穴;毫针刺入,加灸。留针 30 分钟,每天 1 次,每 10 次为 1 个疗程。

【按语】

本病以针加灸并用会有较好的疗效,再加上中药则疗效更佳。但疗程较长,应坚持治疗,方能获效。平时,令患者多做提肛运动,也会对治疗有帮助。会阴部避免长期受压(如骑车、久坐等)。可每晚用热水先熏后洗会阴部。

五、急性胰腺炎

【概论】

急性胰腺炎是外科常见的急腹症之一,多因暴饮暴食造成胆总管梗阻或胰管梗阻等引起的胰液从胰管外溢,使胰腺自身消化而产生的炎症。本病多见于青壮年。

【病因病机】

多因暴饮暴食或胰腺管胆总管梗阻引起的胰液从胰管外溢,造成患者突然发病、发烧、上腹部剧烈疼痛,偶尔伴有休克。病情严重者,可危及生命。

【辨证】

突然发病、高烧、上腹部疼痛,化验淀粉酶升高,可诊为急性胰腺炎。急性胰腺炎分为间质水肿胰腺炎和出血坏死性胰腺炎。

间质水肿胰腺炎的患者,有持续刀割样或阵发性加剧的上腹痛,并有轻度腹肌紧张,体温常在 38℃ 左右。出血坏死性胰腺炎的患者,突出症状呈剧烈腹痛,持续高烧不退,少数患者脐周围还会出现青紫色的皮下瘀斑,病情继续恶化,可出现休克、腹膜炎、低血钙、胰腺周围脓肿等。如抢救不及时,短期内就可能死亡。

【缪(妙)刺法治疗】

1. 上病下治,下病上治

(1)取足三里、下巨虚(胃经)与地机(脾经)穴之间压痛点,以及腹部胰腺区的压痛点,用毫针先刺腹部胰腺区压痛点后,再取足三里、下巨虚和地机穴之间压痛点,毫针刺入,行提插捻转强刺激。留针 30 分钟,下肢穴位每 10 分钟动针 1 次。疼痛能忍受后,应立即送往医院寻求治疗。

(2)取腹部胰腺区的压痛点,毫针刺入,得气后,再针刺内关、合谷穴,行提插捻转强刺激,然后,送大医院。

（3）取耳部的神门、胰腺区、内分泌区的压痛点，毫针刺入，行捻转强刺激手法，腹痛再捻转，直至到医院。

（4）取手第二掌骨的胰腺区的压痛点，毫针刺入，行捻转强刺激，直至医院。

2. 前病后治，后病前治

取胰腺区的压痛点的后背对应点，毫针刺入后，行强刺激（切勿伤及内脏）。留针30分钟，每10分钟动针1次，直到医院，再采取中西医结合治疗。

【按语】

缪（妙）刺法治疗胰腺炎是暂缓疼痛，千万不可认为缪（妙）刺法能起治愈作用。在缪（妙）刺法缓解疼痛的同时，急送医院采取中西医结合治疗。也可采取按摩小腿部的方法，减轻疼痛。

第7章　妇科病

一、急性乳腺炎

【概论】

急性乳腺炎相当于中医的"乳痈"。本病多发于产后哺乳期,尤其是初产妇为多见。

【病因病机】

产后由于外伤挤压使乳汁淤积或乳头裂伤,继发细菌感染,化脓而致本病。

【辨证】

患者产后患侧乳房部位出现胀痛,或搏动性疼痛。全身可有发热、怕冷、食欲减退。乳房局部皮肤红肿,发烫,并可摸到肿块,有明显压痛。炎症进一步发展时,乳腺组织发生坏死,化脓,可形成脓肿,以致破溃。病侧腋下可摸到淋巴结肿大。化验血液时,白细胞总数常增高。

【缪(妙)刺法治疗】

1. 左病右治,右病左治

先取膻中穴,毫针针尖向上横刺,再取健侧乳腺红肿疼痛的对应点,毫针刺入后,用捻转强刺激法。每天针刺1次,每5次为1个疗程,同时要结合中医中药治疗。

2. 下病上治,上病下治

(1)取曲池、内关、合谷穴,毫针刺入后,行提插捻转强刺激手法。留针30分钟,每10分钟动针1次,每天针刺1次,每5次为1个疗程。

(2)取足三里、阳陵泉、行间穴,毫针刺入后,行提插捻转强刺激。留针30分钟,每10分钟动针1次,每5次为1个疗程。

（3）取患侧的大陵穴上方两横指处，毫针刺入时，让针尖与皮肤呈30°。进入后，将针放平，继续向肘方向刺入，用胶布固定针柄 1~2小时。

3. 前病后治，后病前治

（1）先取经验穴（两肩胛骨之间，4~7 胸椎两旁，约小米粒大的毛孔凹陷处，数目 7~10 个不等，即为针刺经验穴），毫针刺后，行泻法（捻转强刺激）。留针 30~60 分钟，每 10 分钟动针 1 次，每天 1 次，每 5 次为 1 个疗程。亦可起针后拔火罐。病情严重者可 1 天针 2 次。

（2）先取患侧的肩贞穴上方，与肩髎穴、肩髃穴下方的连线中点处，毫针刺入后，行提插捻转强刺激。留针 30~60 分钟，每 10 分钟动针1 次，每天针 1~2 次，每 5 天为 1 个疗程。

（5）取背部皮肤红点（一般在 7~12 胸椎之间，红斑 0.5 mm 大小，不高出皮肤表面，颜色鲜红，指压不退色。稀疏散在，数量不一，一般1~10 个，患部背侧出现较多，健侧较少），消毒后，用三棱针点刺出血。一般只刺血 1 次，不必再刺。

【按语】

缪（妙）刺法对急性乳腺炎初期出现肿块而未化脓者，疗效最好，如治疗及时，一般 1~3 次可痊愈。如发烧、肿痛，全身中毒症状严重者，应采用综合疗法。患者应保持乳头的清洁。如乳汁排泄不畅，应经常用吸乳器吸乳汁。炎症严重者，应暂停婴儿哺乳。若灸治化脓自然破溃者，排净浓汁后，外敷拔毒消炎膏，继续灸治可早期愈合。

二、痛经

【概论】

痛经是妇女在月经前后或经期出现腹痛及腰骶部剧烈的疼痛的疾病。正常情况下，来月经都要有疼痛，但往往都可以忍受，不觉痛苦者不为痛经。其病多与精神因素、内分泌及生殖器局部病变有关。本病是妇科病最常见的疾病。临床上分原发性和继发性两种类型。中医认为,本病与气滞血瘀、寒湿凝滞、气血虚弱有关。

【病因病机】

由于寒湿侵袭胞宫,或肝郁气滞造成气滞瘀血,或内分泌失调,生殖器局部病变造成气滞血瘀、血海亏虚、胞络失养所致。

【辨证】

凡经期前后或行经时有腹疼痛为主症,并随着月经周期持续发作,辩证需分清虚实。

实证:经行不畅,有血块,色黑,腹痛拒按,块下后疼痛缓解,脉沉迟的为瘀血;胀甚于痛者,或胀连胸胁,胸闷泛恶,脉弦的为气滞。

虚证:腹痛多在经后,痛势绵绵不绝,经量减少,每伴有腰酸肢倦、纳少、心悸头晕、脉细弱、舌淡等。

【缪(妙)刺法治疗】

1. 左病右治,右病左治

(1)取健侧的痛经对应点,毫针刺入,行捻转强刺激。留针30分钟,每10分钟动针1次,每天针1次,每7次为1个疗程。

(2)取患侧,毫针刺入后,得气,留针。再取健侧痛点的对应点,行上述针法。

2. 上病下治,下病上治

(1)取气海、中极穴,毫针刺入后,留针30分钟。然后,取上肢的曲池、内关、合谷穴,或取下肢的足三里、阳陵泉、三阴交、太冲穴,毫针刺入,行提插捻转强刺激。留针30分钟,每10分钟动针1次,每7次为1个疗程。气海、关元穴可用灸法,适用于寒凝的痛经。

(2)只取双三阴交一穴,毫针刺入后,行提插捻转强刺激手法,疗效极佳。留针30分钟,每5分钟动针1次,每天1次,每7次为1个疗程。

(3)耳针:取子宫区、内分泌区、皮质下区、交感区、腰区、神门穴,毫针刺入,行强捻转刺激,疗效甚佳。亦可用耳针自我按压,仅用1次即可。下次来经前的1~2天,先做耳针法预防。

(4)腕踝针：穴位在内踝最高点上的三横指,靠跟腱内缘,用毫针刺入,使针体与皮肤成30°,放平针柄,行捻转强刺激手法。留针30分钟,每天1次,每7次为1个疗程。下次月经前如法针刺。

(5)在鼻头上找黑色瘀点消毒,三棱针点刺出血,疼痛即止。

3. 前病后治,后病前治

取肾俞、上髎、三阴交穴,毫针刺入。得气后,三阴交穴上的针行捻转强刺激。留针30分钟,三阴交穴上的针每10分钟动针1次,每7次为1个疗程。

【按语】

缪(妙)刺法治疗本病,疗效极佳,但对于继发性痛经则疗效较差,应采取综合疗法辨证治疗,定能痊愈。妇女经期,忌食生冷,注意保暖。痛经者,应在经前2~3天提前治疗。由于寒而痛经者,可服红糖生姜水。

三、白带

【概论】

白带系阴道分泌多量白色分泌物,常与生殖系统局部炎症、肿瘤或身体虚弱等因素有关。中医称为"带下"。在正常情况下,每个妇女可有少量白带,这种现象属正常生理状态,不属于病态。

【病因病机】

多由湿热下注或气血亏虚,致带脉失约,冲任失调而引起本病。一般白色乳酪样的白带为真菌阴道炎引起。而脓性的白带则多为滴虫性或萎缩性阴道炎引起。血性或水样恶臭的白带多为肿瘤引起。

【辨证】

白带超过正常者而且引起患者痛苦为"带下"病。白带如清水脓流者为湿热下注或气血亏虚所致。白色如乳酪或如豆腐渣者为真菌性阴道炎。脓为黄色且阴痒者为滴虫性阴道炎。黏液较多为慢性宫颈炎或息肉性。血性或水样恶臭的白带者多为肿瘤。

【缪(妙)刺法治疗】

1. 上病下治,下病上治

（1）取气海穴,毫针刺入,得气后,留针。再取下肢的三阴交、足三里、阴陵泉穴；或取上肢的内关、合谷穴,毫针刺入后,行平补平泻手法。留针 30 分钟,每天针刺 1 次,每 10 次为 1 个疗程。

（2）取维胞、归来穴,毫针刺入。得气后,行针 30 分钟。配穴取上肢的内关、合谷穴,或取下肢的三阴交、足三里、阴陵泉等穴,或上下肢同取,毫针刺入,行捻转强刺激手法。留针 30 分钟,每天针 1 次,每 10 次为 1 个疗程。

（3）取三阴交穴,用将毫针与皮肤呈 30° 向上刺入,放平针柄在向上刺至皮肤下,出现酸、麻、胀、痛时,为刺入肌肉。再退针至皮下重刺,刺入皮下后,留针 30 分钟,每天针刺 1 次,每 7 次为 1 个疗程。

2. 前病后治,后病前治

取环跳、八髎、膈俞、胆俞、肾俞、命门等穴 3~4 个,毫针刺入。得气后,行针 30 分钟,行平补平泻手法。每天针刺 1 次,每 10 次为 1 个疗程。

【按语】

缪(妙)刺法治疗白带病有一定疗效。若属脾虚带下色白稀薄者,可在隐白穴施以艾柱进行温针灸,每次 5~10 分钟,每天灸 1~2 次,多可获得良效。用耳针取子宫、内分泌、卵巢等区,中等度刺激,每天针刺 1 次,每次留针 30 分钟。亦可用 3%~5% 当归注射液在中极、关元、足三里、三阴交等穴注射。

四、功能性子宫出血

【概论】

功能性子宫出血是指妇女在月经期出血量多,经期延长或不规则出血,经妇科检查未能发现生殖器官气质性病变。本病属中医"崩漏"范畴。常发生于青春期、绝经期、产后或流产后内分泌平衡发生失调的时期。也可因全身疾病、精神因素而引起。

【病因病机】

多由于情志不舒,肝失条达,气血壅滞,郁结化热,血失所藏;或饮食失节或久思积虑损伤脾气,脾失统摄;或肝脾失调,冲任损伤,血失固摄而成本病。

【辨证】

经血量多,轻者淋沥不断,甚则其势如崩,常有不同程度的贫血。气虚者伴有神疲乏力、面色萎黄、经色淡红等症;血热者常有烦躁、头晕,经色深红伴有秽气等症;虚脱者,突然崩血过多,出现昏厥、面色苍白、冷汗淋漓、呼吸困难急促、四肢厥逆、脉微欲绝等症。

【缪(妙)刺法治疗】

1. 上病下治,下病上治

(1)取关元穴,毫针刺入。得气后,留针。使针感向会阴部放射,然后,取三阴交、隐白等穴,毫针刺三阴交穴后,针感向上行。隐白穴用灸法,艾柱灸5~10壮或艾条悬灸10~20分钟。

(2)取气海穴,毫针刺入。得气后,使针感向会阴部放射。然后,取合谷穴,毫针刺入,行捻转强刺激以补气。留针30分钟,并灸隐白穴。亦可针气海穴,毫针刺入,留针,再针刺百会穴,或灸百会穴。

2. 前病后治,后病前治

(1)取背部脊椎旁,常规消毒,用梅花针叩击,重点叩击腰骶部。若大出血者,加叩击下肢膝关节以下的肝经(行间、太冲、曲泉穴)、脾经(隐白、太白、公孙、三阴交、地机、阴陵泉、血海穴)、肾经(涌泉、然谷、照海、阴谷穴)。

(2)皮下埋针法:取地机、中都、三阴交、血海穴。每次取1穴(单侧)或取2穴单侧交叉(如右侧地机穴,左侧血海穴)。皮下埋针24小时,每天1次,换穴再埋针。

【按语】

缪(妙)刺法治疗本病止血效果良好,远期效果也较巩固。除以上方法外,还可艾灸神阙穴及灯芯草蘸香油灸大敦穴。

　　耳针取子宫、内分泌、卵巢、皮质下、肾等区,中等刺激,留针 15~20 分钟。一般经期前 3 天开始治疗,每天 1 次。也可用耳针。亦可配合中药,常取得明显疗效。

第 8 章　皮肤病

一、带状疱疹

【概论】

带状疱疹是中医"缠腰火丹""火带疮""串腰龙",俗称"蜘蛛疮""蛇盘疮"。好发于腰肋间,但也可发于头额部及四肢部。它是由带状疱疹病毒引起的一种非感染性皮肤病,多发于单侧。一年四季均可发病,但以春、秋两季多见。治疗及时可很快治愈,若治疗不当或不及时,可侵及三叉神经造成三叉神经痛,侵及脑膜可造成脑膜炎,侵及下肢可造成坐骨神经痛。

【病因病机】

西医认为,本病是带状疱疹病毒感染。中医认为,本病是由于肝胆火旺或脾胃湿热内蕴,复感时邪,致使肝火湿热与时邪相互蕴蒸,浸淫肌肤,损伤脉络而发病。

【辨证】

本病发病前多有发热、倦怠、食欲缺乏等症,后觉皮肤有烧灼感和疼痛,晚上疼痛加重,继之在患处出现不规则的红斑,然后,在红斑的基础上发出成簇的丘疱疹,而疹内则充满透明的分泌物,常呈带状。一般不过人体正中线,若过中线者病情较重,甚至有生命危险。

【缪(妙)刺法治疗】

1. 左病右治,右病左治

(1)取健侧患病处的相应点,用毫针刺入,行捻转强刺激,可立即止痛。留针 30 分钟,每 10 分钟动针 1 次,每天 1 次,5 次为 1 个疗程。

(2)取患侧,用三棱针点刺疱疹周围多处,然后用拔火罐,拔其出血,每天 1 次,一般 3～5 次为 1 个疗程,同时加服中药,10 天可治愈。

2. 上病下治,下病上治

(1)上肢取健侧或双侧的曲池、支沟、合谷穴,毫针刺入,行提插捻转强刺激,以止患处疼痛。留针 30 分钟,每 10 分钟动针 1 次,每天针刺 1 次,每 5 次为 1 个疗程。

(2)下肢取健侧或双侧的足三里、阳陵泉、太冲穴,毫针刺入,行提插捻转强刺激。留针 30 分钟,每 10 分钟动针 1 次,每日 1 次,5 次为 1 个疗程。

【按语】

本病一般经 3～5 天治疗便能控制疼痛,10 天左右便能治愈。治疗期间,一定忌食辛辣食品,还有鱼虾、牛羊肉等食品。

若治疗不当或不及时,可有病毒内侵,造成三叉神经痛、脑膜炎、坐骨神经痛,则需按照三叉神经痛、脑膜炎或坐骨神经痛来治疗。

本病治疗方法简便,无副作用,确有较好疗效,尤其对神经痛的患者,止痛作用比药物有效。

二、神经性皮炎

【概论】

一般认为,同神经功能紊乱有关或与过敏有关。多由脾经湿热和肺经风毒客于肌肤腠理之间,兼感风湿热郁所致。因病缠绵难愈,故中医称其为"顽癣"。

【病因病机】

风湿热邪侵入肌肤腠理,加之内部脾之湿热、肺经风毒,以及内外合邪而致本病。

【辨证】

本病引起局部瘙痒,搔抓日久即出现米粒大的圆形或多角形血疹。而肤色则呈浅褐色,久之,丘疹密集成群融合成片,边缘较清,形成苔藓化,皮纹变深,皮肤局部肥厚而干燥。更大的特点是,两侧对称,病程较缓,时轻时重,消失后,常易复发。

【缪(妙)刺法治疗】

1. 左病右治,右病左治

(1)取患侧病区的健侧相应点,毫针刺入,行平补平泻手法。留针30分钟,每天针刺1次,每10次为1个疗程。

(2)取穴如上,用三棱针点刺出血,每天针刺1次,每10次为1个疗程。

2. 上病下治,下病上治

(1)若病变在上肢,则取下肢的足三里、血海、阳陵泉、阴陵泉等穴,毫针刺入,行捻转提插稍强刺激。留针30～40分钟,每天针刺1次,每10次为1个疗程。

(2)若病变在下肢,则取上肢的曲池、手三里、支沟、合谷等穴,针法如上。

3. 前病后治,后病前治

梅花针刺激脊柱两侧,重点刺激其阳性反应点,再刺激病变的局部及其周围。采取中度刺激,重点部位重点刺激,病变周围及局部用重刺激,有时还要刺出血。每天1次或隔天1次,每10次为1个疗程。疗程间隔为3~5天。

【按语】

本病治愈后,较易复发。应忌食辛辣食物,避免过度搔抓,以防止继发性感染或进一步扩散。

本病患者多有神经官能症的表现,因此,在治疗神经性皮炎局部病损的同时,根据病症,在相对应穴位进行治疗,既可提高疗效,亦可防止复发。

三、慢性湿疹

【概论】

湿疹有急性、亚急性和慢性之分。慢性由急性和亚急性发展而来。

湿疹是身上起皮疹，瘙痒，常对称分布及反复发作，常与变态反应有关。

【病因病机】

慢性湿疹常由于急性和亚急性湿疹未彻底治愈演变而成。

【辨证】

初起多具有多型性，瘙痒，常对称分布和反复发作。若皮疹表面皮肤变厚粗糙、苔癣样变、脱屑、色素沉着等，其边界清楚，自觉症状剧痒，常反复发作成急性状态，经久不愈。

【缪（妙）刺法治疗】

1. 左病右治，右病左治

取湿疹的健侧相对应点，用毫针刺入，中度捻转刺激可止痒。每天1次，10次为1个疗程。

2. 上病下治，下病上治

（1）若湿疹在肚脐之下，可取患处同侧肚脐以上相对应点，毫针刺入，行中度捻转刺激；或取患侧肚脐以上的相对应点和健侧相对应点，毫针刺入，行中度捻转刺激。留针30分钟，10分钟动针1次。

（2）取患处对侧相对应点，毫针刺入，用捻转中度刺激手法。然后，取上肢的曲池、外关、合谷穴，再取下肢的血海、足三里、阳陵泉、三阴交穴，采取捻转提插强刺激手法。留针30分钟，每10分钟动针1次，每天1次，每10次为1个疗程。

（3）耳针疗法：取耳穴的脑区、肾上腺区、内分泌区、脾区、神门及相应区。每次取穴3～5个，两耳交替使用。每天轮换，每6次为1个疗程。

3. 前病后治，后病前治

（1）在患处对应点的健侧，毫针刺入，行中度捻转手法后，不留针。令患者俯卧，在后背取脾俞、肺俞、肝俞穴，毫针刺入，行平补平泻。留针30分钟，每天针刺1次，每10次为1个疗程。

（2）应用上述方法的同时，也可用灸法灸患处及背部，每穴灸10分钟，局部选穴多少根据病情灵活掌握。每天针刺1次，每10次为1

个疗程。愈后,再行 1 个疗程,以防复发。

【按语】

本病为顽固性病症,易反复发作。缪（妙）刺法对其有一定疗效。特别是湿疹奇痒难忍者,用灸法和耳针同样有较好的止痒作用。

治疗期间,禁食辛辣及鱼虾、牛羊肉等食物。

四、银屑病

【概论】

银屑病,俗称牛皮癣,是一种慢性皮肤病。皮损系由表皮红细胞过度增殖而成。患者有明显的家族史和遗传倾向。现代医学认为,银屑病与病毒、细菌感染、代谢障碍、内分泌失调、精神因素有关。

【病因病机】

病因仍不清楚,有明显的家族或遗传倾向,也与病毒、细菌感染、代谢障碍、内分泌失调、精神因素有关。上述诸原因致肺经燥热,"肺主皮毛",皮毛枯燥,致皮损,可见于全身或局部。皮肤起丘疹,丘疹顶部有鳞屑,呈银白色,冬重夏轻,反复发作。

【辨证】

身起丘疹,丘疹顶部有鳞屑,皮肤干燥脱皮呈银白色,冬重夏轻,反复发作。

【缪（妙）刺法治疗】

1. 左病右治,右病左治

（1）取大蒜切片或捣泥状敷患处,艾炷灸之,施灸壮数不限,以灸部位热痒灼痛,不可忍受为度,有时局部可起水疱。根据病情可每天或隔天或 3 天 1 灸,10 次为 1 个疗程。灸后,在对侧相应部位毫针刺入,行捻转强刺激。

（2）取患部健侧对应部位,毫针刺入,行捻转强刺激。留针 30 分钟,每 10 分钟动针 1 次,每天 1 次,10 次为 1 个疗程。

2.上病下治,下病上治

（1）病在肚脐下者,取肚脐以上相应穴,毫针刺入,行中等度提插捻转刺激。留针 30 ～ 40 分钟,每天针刺 1 次,每 10 次为 1 个疗程。

（2）若病在肚脐以上者,取肚脐以下相应穴,手法如（1）所述。

（3）若全身者,上肢取曲池、外关、合谷穴;下肢取足三里、阳陵泉、三阴交穴,毫针刺入,行平补平泻。无论上下均取血海穴。

第 9 章　眼科病

一、急性结膜炎

【概论】

急性结膜炎亦称传染性结膜炎。可分为细菌性和病毒性两种,本病好发于春夏两季,祖国医学称为"天行赤眼""暴风客热",俗称"暴发火眼"或"红眼病"。本病起病急,传染性强,易形成流行,尤其是病毒性结膜炎常引起大流行。

【病因病机】

本病是感染风热之邪,侵袭目窍,郁而不宣或肝胆火盛循经上扰以致肝脉闭阻,血壅气滞而成本病。

【辨证】

常发于春季,患者两目红赤,眼里有异物感并有大量眼眵,时而流泪畏光,发热恶风,脉浮数,常引起社会或学校感染流行,兼见口苦烦热,脉弦数,苔黄者为肝胆经火热。以眼眵为主症者的为结膜病变,以眼泪为主症者的为角膜病变。

【缪(妙)刺法治疗】

1. 上病下治,下病上治

(1)取眼区攒竹、太阳、四白穴,采用三棱针点刺放血,再用毫针针刺患侧的外关穴、健侧的合谷穴,行捻转提插强刺激手法。留针 30 分钟,10 分钟动针 1 次,每天 1 次,每 5 次为 1 个疗程。

(2)取健侧的中冲穴,三棱针点刺出血。每天 1 次,每 3 次为 1 个疗程。

(3)取双侧的申脉穴或昆仑穴,毫针刺入,行捻转强刺激后,挤出微量血液。每天 1 次,3~5 次为 1 个疗程。

2. 前病后治,后病前治

取后背督脉 3~5 椎间红点,三棱针点刺出血,并拔火罐,每天 1 次,3~5 次痊愈。

3. 左病右治,右病左治

(1)取耳背血管明显处,三棱针点刺出血。可取双耳,也可取单耳,或两侧交替取。每天 1 次,1~3 次痊愈。

(2)取耳垂眼区的压痛点,毫针刺入,行捻转刺激。出针后,挤血少许,同时针刺肝区压痛点。留针 30 分钟,每天 1 次,2 天即可痊愈。

【按语】

急性结膜炎采取缪(妙)刺法治疗有明显效果。患者单眼发病时,应注意健眼的预防,不可一条毛巾用于双眼,也不可一手触过患眼再触健眼。医患都必须严格洗手,患者禁食辛辣食品。

二、角膜炎及角膜溃疡

【概论】

角膜炎是眼科常见症之一,多发于青少年,一般病情较急,但病程经过较缓慢,除非有较重的并发症。角膜炎进一步发展可致角膜溃疡,其致角膜溃疡率很高。角膜炎相当于中医的"聚星障""凝脂翳""花翳白陷"等。

【病因病机】

本病多因外感风热或外伤继发感染或全身疾病(如肺结核、维生素 A 缺乏)或眼部急性病变的并发症,如急性结膜炎、虹膜睫状体炎等,造成肝胆经实热上攻于目所致。

【辨证】

患者有眼红、流泪、疼痛的角膜刺激征,角膜有灰白色小点,角膜粗糙呈灰白色浑浊,可影响视力。若用荧光素染色呈阳性反应即可确诊为本病。

【缪(妙)刺法治疗 】

1. 左病右治,右病左治

(1)取患侧的外关穴和健侧的合谷穴,毫针刺入,行捻转强刺激手法。留针 30 分钟,每天 1 次,5 次为 1 疗程。

(2)取患侧的攒竹、太阳、四白穴,毫针刺入,得气后,再针健侧相对应穴位,采取捻转强刺激手法。留针 30 分钟,每 10 分钟动针 1 次,每天 1 次,5 次为 1 个疗程。

2. 上病下治,下病上治

(1)先取攒竹、太阳、四白穴,毫针刺入。得气后,取合谷穴,毫针刺入,或足三里穴,毫针刺入,行捻转提插强刺激。留针 30 分钟,每 10 分钟在合谷或足三里穴动针 1 次,每天 1 次,5 次为 1 个疗程。

(2)取足针眼区,左眼反射区在右脚上,右眼反射区在左脚上。毫针刺入,5~6 次为 1 个疗程。

3. 前病后治,后病前治

在后背大椎穴上下找红点,用三棱针点刺出血,并拔火罐,每天 1 次,5 次为 1 个疗程。

【按语 】

本病用缪(妙)刺法治疗可取得良效,若想缩短疗程可采取综合治疗法,即中西医结合。治疗期间,一定注意饮食禁忌,不能食用辛辣食物,同时避免阳光刺激。对于本病应早期治疗控制感染,遏制其病情发展。对于绿脓杆菌感染者,一定及时送眼科医院治疗,否则将有失明的危险。

三、电光性眼炎

【概论 】

电光性眼炎是由电光发出的紫外线照射眼部后所引起的眼睑皮肤、结膜、眼角膜和眼底的炎症反应。常见于电焊弧光、紫外线灯、太阳灯照射眼部,或在海上、雪地或观看日食等造成的目盲,分别为海盲、雪盲、日光盲。

【病因病机】

由于电弧光或日光灯、紫外线消毒灯、太阳光的照射而致。

【辨证】

凡接触紫外线照射 4~8 小时后,突然发病,眼睑痉挛不能睁眼,怕光流泪眼内有异物感,疼痛剧烈结膜充血,轻度水肿的眼病叫电光性眼炎。在海上、雪地、高山上,其是太阳光的紫外线伤及眼底黄斑区所致。

【缪(妙)刺法治疗】

左病右治,左病右治:

若伤及一眼,则取患侧的外关穴和健侧的合谷穴,毫针刺入,行捻转提插强刺激,可立即止痛。若再痛,则行强刺激直至不痛,到医院后,给予电光性眼炎眼药水。若伤及双眼,则针刺双侧的外关、合谷穴,行捻转提插强刺激手法。

【按语】

本病治疗期间避免太阳光线刺激,外出必须佩戴墨镜。避免紫外线灯照射和电弧光(电焊)照射。治疗期间,禁食辛辣食物。治疗本病也可毫针针刺、放血、穴位注射等综合治疗。雪盲、海盲经治疗也能恢复视力。在没有毫针、三棱针或穴位注射的条件时,自己或请别人按压外关、合谷穴也可缓解疼痛。耳尖放血也能止住眼痛。

四、近视眼

【概论】

近视眼是现在最常见的眼病。尤其是现在的青少年学生,由于写字、看书没做到"三个一",加之看电视过久,玩电脑时间过长,学习负担过重等原因均可造成近视。所谓的近视眼是看远看不见,看近尚好的眼病。

【病因病机】

近视眼有先后天之分,先天者是遗传而得,后天者是由于学习工作没有做到"三个一",读书、看电视、玩电脑时间过长而且中间没有休息时间,致使睫状肌紧张或痉挛,久而久之则近视清晰远视混浊。

【辨证】

近视眼一般分为轻度近视(300°以内)、中度近视(300°~600°)、高度近视(600°以上)。凡是国际视力表视力差而近视力表正常(能看1.0)者为近视。若远视力表视力差而近视力表亦差者为弱视,眼底可见近视弧豹纹状眼底。

【缪(妙)刺法治疗】

1. 左病右治,右病左治

(1)先取人中穴,然后取健侧的攒竹、太阳、四白穴,毫针刺入,行捻转强刺激。留针30分钟,每天1次,每10次为1个疗程。若双眼则针刺双侧的攒竹、太阳、四白穴,行捻转强刺激。

(2)先取太阳、攒竹、风池、四白、百会穴,毫针刺入后,留针30分钟,每天1次,每10次为1个疗程。若患儿能适应这几个穴,还可配针刺足三里、光明、合谷等穴,则疗效更佳。

2. 上病下治,下病上治

(1)取上睛明穴,毫针刺入后,不动针。然后,上肢可取合谷、手三里穴,下肢可取足三里、光明穴,毫针刺入,行平补平泻手法。

(2)取耳针眼1区、眼2区、内分泌区、神门、肝区、脾区、胃区等位,每周1次,5次为1个疗程。

3. 前病后治,后病前治

取头针"视区"和风池穴,按头针手法。因头针痛,儿童不易接受。

【按语】

据统计,13岁的中学生视力减退的百分率比小学生的视力减退率要高2.8倍,在视力减退的学生中,近视眼占8%以上。这说明预防学生视力减退的主要问题是预防近视。因此,预防视力减退必须从青少年和学龄儿童开始,应该引入学校和家庭保健计划之中,加强视力保护。教育培养学生养成良好的阅读习惯,坚持做眼睛保健操,加强体育运动,增强体质,均为预防近视和视力减退的重要方法。

缪(妙)刺法对近视的疗效可以值得肯定,有效率达 78.8%~99%,总有效率为 99.9%。

五、色盲症

【概论】

色盲症是指人辨别颜色的功能发生障碍,如有人不能辨别红绿色,其又称为色觉障碍。轻者称为色弱,重者称为色盲。色盲有先后天之分,后天者是由视神经或视网膜疾病而引起色视野缩小或消失引起的,祖国医学称之为"视赤如白症",男性多于女性。

【病因病机】

临床上所谓的色盲一般均指先天性色盲。色盲属于遗传病,正常的父亲和正常的母亲,他们的孩子不管是男是女都是正常的。异常的父亲和正常的母亲由于父亲的色盲遗传因子传给女儿所以女儿是色盲遗传因子的携带者,但由于正常遗传因子是显性的,所以女儿本人不是色盲。由于是遗传因子的携带者,他们的孩子有色盲的危险。正常的父亲和色盲的母亲,他们所有的女儿本人是正常的,但其中半数是色盲遗传因子携带者,儿子中的一半将是色盲。色盲的父亲和带有色盲遗传的母亲,女儿中的一半将是色盲遗传因子携带者,儿子中一半将是色盲。父母亲都是色盲所有的孩子都将是色盲。《黄帝内经》云:"肝和则能辨五色矣。"中医认为,分不清颜色和肝有关。

【辨证】

色盲表检查即可诊断为色盲。

【缪(妙)刺法治疗】

1. 上病下治,下病上治

(1)先取睛明、攒竹、太阳、四白等眼区穴位,毫针刺入后,不用手法。然后取上肢的臂臑、合谷穴,再取下肢的光明、足三里、阳陵泉等穴,毫针刺入后,行平补平泻手法。留针 40 分钟,每天 1 次,每 10 次为

1个疗程。

（2）取上睛明穴,毫针刺入后,留针,不采用任何手法。然后,取光明穴,毫针刺入后,行捻转强刺激。留针 30 分钟,每天 1 次,每 10 次为1 个疗程。

2. 前病后治,后病前治

（1）取球后、睛明穴,毫针刺入,然后取后背肝俞、胆俞、肾俞、膈俞等穴,毫针刺入后,行平补平泻手法。留针 30~40 分钟,每天 1 次,每10 次为 1 个疗程。

（2）头针:取视区,毫针从上向下刺,每分钟捻 400 转。

【按语】

色盲目前缺乏有效的治疗方法。祖国医学对此早有记载,针刺法治疗本病,据报道,临床验证有一定疗效。最新研究,色盲和铜离子缺乏有关。

六、眼肌麻痹

【概论】

眼肌麻痹也叫斜视、麻痹性斜视。其主管眼球运动的肌肉有 6 条,即上、下、内、外直肌和上斜肌及下斜肌,这 6 条肌肉除外直肌受展神经支配、上斜肌受滑车神经支配外,其余 4 条均受动眼神经支配。肌肉和神经及其中枢的病损表现为相应的眼球运动障碍,患者双眼注视同一目标时,发生复视,故中医称"视一为二",或称"歧视"。因病损眼的视轴偏斜,故称斜视。斜视分为共转性和麻痹性两类,共同性斜视多为先天性或中枢神经病变（如脑炎、脑膜炎）的后遗症,其眼球运动为正常,无复视现象。

【病因病机】

麻痹性斜视多是由于炎症、外伤、中毒、脑血管意外和颅内肿瘤压迫等而发生的眼球运动障碍及复视现象。

【辨证】

麻痹性斜视多由于劳累汗出、气血虚损、复受风邪而致。

【缪（妙）刺法治疗】

1. 左病右治，右病左治

（1）先用毫针刺人中穴，再用毫针刺患侧的攒竹、太阳、四白、风池、外关穴，以及健侧的合谷穴，然后，在健侧用毫针刺入攒竹太阳、四白、风池、外关穴，行捻转提插强刺激。留针 30 分钟，每 10 分钟动健侧针 1 次，每天 1 次，每 10 次为 1 个疗程。

（2）先刺人中穴，再刺健侧的攒竹、太阳、四白、风池穴，以及患侧的合谷穴，行捻转提插强刺激。针后，即时起针，行速刺法，不留针（除人中穴外）。每天 1 次，每 10 次为 1 个疗程。

2. 上病下治，下病上治

（1）若外直肌麻痹，毫针刺患侧的太阳穴，留针，再用毫针刺患侧的外关穴、健侧的合谷穴，行捻转强刺激。留针 30 分钟，每 10 分钟动针 1 次，每天 1 次，每 10 次为 1 个疗程。若内直肌麻痹，取上睛明穴，毫针刺入后，再取患侧的外关、中渚穴及健侧的合谷穴，行捻转强刺激。留针 30 分钟，10 分钟动针 1 次，每天 1 次，每 10 次为 1 个疗程。

（2）取患侧的攒竹、太阳、四白、上睛明穴，毫针刺入。有针感后，取上肢双外关、合谷穴，下肢取足三里、阳陵泉穴，行提插捻转强刺激。留针 30 分钟，10 分钟行针 1 次，每天 1 次，每 10 次为 1 个疗程。

3. 前病后治，后病前治

在患眼侧，用毫针针刺攒竹、太阳、四白、上睛明等穴后，再取后背大椎、肾俞、脾俞、胆俞、心俞穴，用三棱针点刺出血，并拔火罐。3 天拔罐 1 次，每 5 次为 1 个疗程。

【按语】

缪（妙）刺法治疗本病可取得良好疗效，笔者曾在临床中运用中药"羌活胜风汤"（羌活、防风、白术、枳壳、柴胡、当归、赤芍、桔梗、黄芩、钩藤、地龙、僵蚕、甘草）加减治疗本病，一般 30~45 天即可痊愈。若在

1 个月复视无效者,应让患者做头部 CT,以排除脑肿瘤疾患。

七、口眼歪斜

【概论】

　　口眼歪斜即现代医学所说的面神经麻痹。当面神经经面神经管至面部时,一旦面神经在面神经管内由于炎症水肿受压后,可引起本病。本病临床上相当常见,可发生于任何年龄,但以 20~40 岁为多见,男性多于女性,常发生于一侧,任何季节均可发生。

【病因病机】

　　由于面神经受风寒发生炎症水肿,经面神经管出颅受压,则面部出现口眼歪斜。

【辨证】

　　起病突然,多数患者在晨起后漱口或吃饭时突然发现患侧面部发紧,动作不灵,或喝水时,水由患侧流出,也有的被别人发现。患者症状逐渐发展,患侧面部动作消失,前额无皱纹,睑裂扩大,鼻唇沟变浅,口角下垂笑时更为明显。患侧不能皱眉、闭眼、鼓腮。患者闭眼时,眼球转向上方露出白色巩膜。鼓腮或吹口哨时,因口唇不能闭合而漏气。患侧乳突前方压痛,还可出现患侧流泪,口眼歪斜一侧为健侧,不能鼓腮、皱眉、闭眼的为患侧。口眼歪斜也分中枢神经性和周围神经性两种。中枢神经性(脑中风)者,伸舌也歪向一侧,周围神经性者,伸舌不歪斜,其额纹尚有。中枢神经性者按脑中风(脑出血、脑梗)治疗。

【缪（妙）刺法治疗】

　　1. 左病右治,右病左治

　　（1）先取人中穴,毫针刺入后,再针刺健侧的颊车透地仓、攒竹、太阳、四白、风池、外关穴,以及患侧的合谷穴,行捻转强刺激手法。针后即起针,最后,再将人中穴上的针起下。第 2 天针患侧的攒竹、太阳、四白、风池、地仓透颊车、外关穴,以及健侧的合谷穴,行平补平泻手法。留针 30 分钟,每天 1 次。连针 5 天,第 6 天按第 1 天刺法 1 次。第 7

天按第 2 天刺法,如此循环下去。一般 10 天即可痊愈。

（2）取健侧的四白、阳白、攒竹、颧髎、下关、颊车、地仓穴,脾胃虚者加足三里穴;痰湿盛者加双侧丰隆穴;瘀血盛者加三阴交、血海穴。斜刺进针,每次针刺上述穴位 5~6 穴,用平补平泻手法,手法要轻,不宜使用电针。足三里穴用补法,得气后,留针 30 分钟,每天 1 次,每 10 次为 1 个疗程。

【按语】

常规针灸治疗面瘫多在患侧取穴,一般治疗时间较长,而且易使患侧气血逆乱。刺患侧日久,针感感应变低,使皮肤阈值降低,难以达到预期疗效。此外,刺患侧日久也易引起患侧皮肤痉挛。采用缪（妙）刺法疗效快,疗程短,笔者治疗本病一般 10 天即愈,针刺同时配合白附子、胆南星、僵蚕、半夏、羌活、防风、藁本、秦艽、松节、甘草、生姜（正容汤）,每天 1 剂共服 10 剂即可痊愈。笔者认为,见到这样的患者首先要针刺人中穴。若是患者让他人针刺,没有首次针刺人中穴,则疗效不佳,10 次不能痊愈。

第 10 章　儿科病

一、小儿支气管炎

【概论】

小儿支气管炎又称"小叶性肺炎",为小儿最常见的肺部疾患,占小儿肺炎 90% 以上,多见于婴幼儿。一年四季均可发病,但以冬春两季多见。

【病因病机】

由于感染病毒或细菌,引起患儿高烧、干咳、呼吸困难、发绀等,病情多急而危重。

【辨证】

凡冬春季节,感受风寒后,发高烧、咳嗽、呼吸困难,甚至发绀,没有精神,病情危重。

【缪(妙)刺法治疗】

在急送医院抢救室治疗时,有条件者给输氧气,并可采用缪(妙)刺法以缓急。

1. 取膻中、列缺、曲池、合谷穴,毫针刺入,行捻转刺激手法,立即起针。

2. 在大椎、肺俞、肝俞穴刺络放血,并拔火罐。

【按语】

采取缪(妙)刺法可有效,但必须采取综合疗法;将炎症弱化,提高治愈率。

二、小儿厌食症

【概论】

小儿厌食症在儿科极为多见,本病在临床上更为多见。由于人民的生活水平提高,父母单方面追求孩子营养丰富,让孩子无节制地随便吃,甚至有的孩子一次吃个够,以致孩子厌食。

【病因病机】

由于儿童被过分溺爱,喂养不当,导致肝气郁滞,脾失运化,胃不纳食,日久则气血耗损,后天亏虚,造成本病。

【辨证】

患儿身体消瘦,面黄,挑食,偏食,头发枯槁或腹大,青筋暴起成疳积。

【缪(妙)刺法治疗】

1. 上病下治,下病上治

(1)毫针针刺足三里穴,每天1次,5次为1个疗程。

(2)用三棱针挑刺"四缝穴",挤出黄水,每3～5天为1次,5次为1一个疗程。

2. 前病后治,后病前治

捏脊疗法:让患儿俯卧,术者从脊椎下端双手捏起皮肤逐渐向上捲揎到大雄穴,反复如此捏拿,治厌食症、消化不良、腹痛等极佳。

【按语】

小儿厌食症极为常见,一般健脾胃药多不收效或收效较慢。本病病因多,在治疗前,应明确诊断,结合病因治疗可标本兼顾。

三、小儿流涎症

【概论】

小儿流涎症,俗称流口水。是一种唾液增多的症状。幼儿时期,特别是6～8个月期间,因进食咀嚼刺激唾液分泌或因牙齿萌出刺激三又神经致使唾液增多，就会造成流涎。随年龄增长，婴儿建立了调节功能，这种流涎现象会自然消失。如果小儿在 1 岁以上仍流涎较多，造成嘴周红赤时，则应该治疗。

【病因病机】

患儿因发育不完善未能建立调节功能，脾胃有湿热上蕴而致。另外，因口腔和咽部黏膜炎症、面神经麻痹、脑炎后遗症和痴呆症等所致的唾液分泌过多，或吞噬不利，亦可发生本病。

【辨证】

只要患儿口角红赤、流涎是由于脾经湿热上壅引起的，即可诊为本病。凡面神经麻痹、脑炎后遗症等引起者，应治原发病。

【缪（妙）刺法治疗】

上病下治，下病上治：

（1）取耳部的单侧舌区、肾上腺区、脾区的压痛点，毫针刺入，行捻转刺激，5~10 天痊愈。

（2）取中药半夏，吴萸各 30 克为细末，醋调取 10 克敷足心，妙布固定 24 小时，每天换 1 次，3 天即愈。

【按语】

尽管耳针可起到疗效，但不如药物敷贴法。若有原发病者，在治疗原发病的同时，不如试一下本法，可促进痊愈。

四、小儿遗尿

【概论】

遗尿又称为夜尿病，俗称"尿床"。它是指发育和智力正常的情况下，在夜间睡眠中不知不觉的排尿于床上的病症。一般情况下，小儿 1～3 岁就能控制排尿，凡 3 岁以上还经常遗尿就是病态。

【病因病机】

中医认为，"肾主二便"，遗尿多因肾气不足、脾虚气弱、肺气不调、膀胱失于约束而致。西医认为，由于大脑的排尿中枢发育迟缓，控制排尿的神经系统尚未发育成熟,或因营养不良、身体虚弱、感受寒凉也可造成遗尿。另外,还有包皮过长、先天性脊柱裂及蛲虫病等其他疾病也可引起遗尿。

【辨证】

凡3岁以上的小儿于半夜或清晨尿床,轻者隔日或数日1次,或尿出后能醒,重者一夜可遗尿数次,遗尿后熟睡不醒都为小儿遗尿。长期遗尿,患者多有面色苍白或灰暗、精神萎靡不振、智力减退、精神紧张、体倦乏力、食欲减退、脉无力、大便失常等。

【缪(妙)刺法治疗】

1. 上病下治,下病上治

取关元穴,毫针针尖向下刺入,得气后,留针。然后,再取足三里、三阴交穴,毫针刺入后,行轻度捻转提插刺激。留针30分钟,关元穴针后加灸,每天1次,每5次为1个疗程。一般1个疗程可治愈。

2. 前病后治,后病前治

(1)先取关元、中极穴,再取下肢的足三里、阴陵泉穴,毫针刺入。留针30分钟,起针后,在针刺肾俞穴,留针20分钟。每天针刺1次,每5次为1个疗程。

(2)取奇穴十七椎,患者取坐位,在第5腰椎下,将毫针刺1~2寸。要求针感放散到下腹部及会阴部,不留针,每天1次,每5次为1个疗程。

【按语】

缪(妙)刺法治疗小儿遗尿有奇效。针关元、中极穴等下腰部穴位,应先将尿排空后,再针刺。本病多见于儿童,针刺手法不宜过重,避免造成患儿对针刺的恐惧心理,以免影响治疗。另外,患儿在治疗期间,白天活动量不可过大,晚饭后,不可饮水过多。

第 11 章 口腔、耳鼻喉科疾病

一、耳鸣

【概论】

耳鸣为临床常见的症状,患者常听到自己耳内或脑内发有声音,但其周围并无相应的声源,而且越安静,鸣声越大,多发于老年人。

【病因病机】

耳部的各种疾病及全身疾病,如高血压、低血压、贫血、肾病、神经官能症、药物中毒和颅内肿瘤等均可引起耳鸣。

【辨证】

实性:经按压耳部耳鸣不减,口苦、咽干、便秘、黄苔、脉弦数为实。

虚性:经按压耳部耳鸣减轻或不鸣,过后又耳鸣者为虚。常兼有腰痛腰酸、头晕等肾虚证。

【缪(妙)刺法治疗】

1. 上病下治,下病上治

(1)先取翳风、耳门、听宫穴,毫针刺入,有针感后,行针。再用毫针针刺外关、中渚穴,行捻转较强刺激。留针 30 分钟,每天 1 次,每 10 次为 1 个疗程。

(2)先取翳风、听宫穴,毫针刺入,有针感后,行针。再用毫针针刺足三里、阳陵泉、三阴交、太冲穴,行捻转较强刺激。留针 30 分钟,每天 1 次,每 10 次为 1 个疗程。

3. 先用毫针针刺四神聪穴,再针刺上肢的曲池、外关、合谷穴,以及下肢的足三里、阳陵泉、三阴交、太冲穴,行捻转中度刺激。

【按语】

耳鸣是较难治疗的一种疾病,临床上尽可能查清原因,再进行病因治疗。对于顽固性的耳鸣患者,可能是耳膜塌陷引起,在缪(妙)刺法治疗的同时,还可指导患者自我鼓膜按摩。其方法是,用两手按于两耳上,然后,一按一出,或闭口,捏鼻鼓气至耳膜,使凹陷耳膜鼓起。

二、鼻出血

【概论】

鼻出血是常见病症之一,中医称为"鼻衄"。

【病因病机】

鼻局部和全身病变均可引起鼻出血。鼻局部病变,如鼻外伤、鼻炎、鼻息肉、肿瘤等。全身病变有高血压动脉硬化、血液病、脑心病、风湿热、中毒、维生素缺乏、某些热性传染病等。另外,还有妇女月经期鼻出血,俗称"倒经""逆经"。

【辨证】

凡血从鼻孔出者即为鼻出血。化验血,血小板少者为血液病。

【缪(妙)刺法治疗】

上病下治,下病上治:

先取上星穴,毫针刺入,不动针。然后,用毫针针刺合谷穴,行捻转强刺激,留针10分钟即愈。

【按语】

缪(妙)刺法对单纯性鼻出血疗效显著。鼻出血止住后,应进一步检查病因,尤其中老年人更应重视。

这是因为,在鼻出血中,有的病例甚为严重,有时可引起生命危险。其中血液病引起的应忌针刺。若鼻出血不止,速去医院,用肾上腺素棉球填塞鼻孔,即可止血。

三、不闻香臭

【概论】

不闻香臭是嗅觉障碍,也是嗅神经功能减退或失灵。

【病因病机】

某些疾病或过敏导致嗅神经功能失灵,也有因精神因素或神经官能症。

【辨证】

凡患者不能嗅各种味道皆为此病。

【缪(妙)刺法治疗】

上病下治,下病上治:

(1)取耳穴的内鼻区、肾上腺区、神门、肺区的压痛点。每次取 1~2 穴,进针后,行强刺激手法,不留针,或留针 10 分钟左右。每天 1 次,每次一耳,交替使用,每 10 次为 1 个疗程。

(2)取上星、迎香、通气(攒竹穴与睛明穴之间)、合谷穴。先毫针刺入,行捻转强刺激手法,使鼻孔通气,再刺迎香、合谷穴,行平补平泻手法。

【按语】

嗅觉障碍为某些疾病的一个症状,有的为嗅神经皮质部及其通路上的器质病变引起的,有的为鼻腔炎症的继发,多数为感冒或流感的继发症。一般采用对症治疗,缪(妙)刺法有较好的疗效。

四、声音嘶哑

【概论】

声音嘶哑是一个较为常见的病症,是指音质的失常。声音嘶哑病症不可忽视。

【病因病机】

以喉的局部病变或全身性疾病出现的一个声嘶症状。严重时,出现声嘶,表示预后不良。

【辨证】

感受风寒可使声带水肿致声音嘶哑。声带息肉也可致声音嘶哑,喉癌也可致声音嘶哑。

【缪(妙)刺法治疗】

上病下治,下病上治:

（1）先用毫针快速针刺廉泉、天突两穴,立即出针,再针刺上肢列缺、合谷穴,行中度捻转刺激。留针 30 分钟,每 10 分钟动针 1 次,每天针 1 次,每 10 次为 1 个疗程。

（2）取耳针心区及有关敏感点,用耳针治疗。

【按语】

缪（妙）刺法对急性声音嘶哑治疗效果好。对于慢性声音嘶哑者,需视其病因而定,如声带小结所致的声音嘶哑、喉肌疲劳,并伴有慢性喉炎者,疗效差。因肿瘤出现的声音嘶哑,上述方法无效。

五、扁桃体炎

【概论】

扁桃体炎有急性和慢性之分,主要是由于致病的链球菌、葡萄球菌和肺炎双球菌等引起的。扁桃体位于口咽部的外侧壁。扁桃体表面呈小凹状的小窝,是细菌隐藏和繁殖之地。当身体抵抗力降低时,则易发生急性扁桃体炎。反复急性发作易转为慢性扁桃体炎。本病多见于儿童且易反复发作。治疗不及时或不当,常可伴发心肌炎、风湿热、急性肾炎、慢性肾炎等。

【病因病机】

感受风寒,抵抗力减弱,引起扁桃体红肿、咽痛发烧、畏寒等全身症状。急性扁桃体炎加重者,可引起脓肿,转为慢性后,反复发作,扁桃体红肿肥大。

【辨证】

当全身发热、恶寒、咽痛,让患者张嘴时,即可看到红肿肥大的扁桃体。若化脓者,可看到扁桃体上附有黄色脓液。

【缪(妙)刺法治疗】

上病下治,下病上治:

(1)先用毫针快速针刺廉泉、天突穴,立即出针。然后,再针刺合谷穴,行捻转强刺激。留针30分钟,10分钟动针1次,每天1次,每5次为1个疗程。

(2)先用毫针快速针刺廉泉、天突穴,然后用三棱针点刺少商、商阳穴出血,每天1次,每3次为1个疗程。对于化脓性的急性扁桃体炎,当天针刺放血后,转天化脓即消失。

(3)耳穴取耳屏、咽喉区、耳舟下段、耳舟静脉等,毫针刺入,行捻转刺激手法,每天1次。

(4)放血疗法:取少商、商阳穴及耳背静脉,用三棱针点刺放血,每天1次,一般2~3次痊愈。

【按语】

放血、针刺等缪(妙)刺法治疗急性扁桃体炎,疗效较为满意。多数患者咽痛,不欲饮食,刺血后,往往立即缓解疼痛,局部炎症随之消失,体温自然下降,一般1次见效,最多3次就可痊愈。如尚未痊愈,已无需继续治疗,因本病病程较短,再过2~3日也能自行痊愈。

第 12 章　骨科病

一、颈部扭挫伤

【概论】

颈部软组织及颈椎损伤的机会较多。损伤的部位好发于胸锁乳突肌、斜方肌肉上部和斜角肌等。另外,颈部的慢性劳损使肌肉持续紧张,也可以引起本病的发生。

【临床表现】

1. 扭伤者多出现一侧性疼痛,头向患侧偏,颈部活动受限,损伤处可触及肌肉痉挛。局部轻度肿胀,压痛明显。

2. 手臂麻木疼痛,是由于炎症扩散波及颈神经根引起。

3. 若椎棘突旁有明显压痛点或棘突偏斜,这是暴力较重引起颈椎小关节错位引起的。

4.X 线检查,无颈椎脱位、骨折情况。

【缪(妙)刺法治疗】

1. 上病下治:针刺局部阿是穴,或风池穴、落枕穴或悬钟穴。

2. 耳针:取耳侧颈椎穴及神门穴,耳针刺入,捻转,即可止痛。

3. 针刺后溪穴,局部消毒,进针捻转。适于手臂不能后背者。

4. 第二掌骨取穴:在第二掌骨颈椎区取压痛点,毫针刺入,捻转,可立即止痛。

二、颈椎病

【概论】

颈椎退行性改变,产生颈肩部剧烈疼痛,呈阵发性发作或反复发作。有的臂痛,似受电击样放射性疼痛,常有落枕史。此病主要是颈椎间盘变性或突出,颈椎间隙变窄、关节囊中的松弛以及进行性骨赘形成的,刺激或压迫颈神经血管组织,从而引起各种不同形式的综合征。多在中年以后发病,男性多于女性。

【临床表现】

1. 臂丛神经牵拉实验阳性:医者一手扶患者头的患侧,另一手握者患侧上肢,将其外展 90°,两手做反方向牵拉,若有放射样痛和麻木感即为阳性。

2. 椎间孔压缩试验阳性:患者取坐位,颈后伸,偏向患侧,医者以左手托其下颌,右手从头顶逐渐下压,出现颈痛或发射痛者即为阳性。

3. 一侧或双侧上肢麻木,手臂肌肉力量弱,持物不稳,所持物件容易坠落,其四肢瘫痪,小便潴留,卧床不起。

4. 有头痛、头晕症状,在颈部后伸或侧弯时,眩晕加重,常伴有恶心、呕吐、耳鸣、耳聋、视物模糊,甚至摔倒,但摔倒后因颈的位置改变可即时清醒。

5. 颈部 X 线检查:颈部生理曲度变直,或向后成角畸形,椎间隙变狭窄,骨质增生,椎间孔缩小,钩椎关节骨刺形成等。

6. 脑血流图:显示左右椎动脉供血不对称,尤其是颈部转动时,患侧可出现波幅明显下降。

7. 脊髓造影:可见颈椎不全或完全梗阻。

【缪(妙)刺法治疗】

上病下治,下病上治;

(1)针刺外关(同侧)、落枕(同侧)、后溪(同侧)、列缺(同侧)、合谷穴(同侧),均用中度刺激。

(2)针刺人中、落枕(双侧)、合谷穴(双侧),均用中度刺激。

(3)针刺下肢的悬钟穴(同侧或双侧),以及条口穴透承山,毫针刺入。针尖先向上,后垂直,最后向下,让患者轻转动头,即时见效。

(4)针刺颈项部(同侧或双侧),行中度刺激,见效后,停针。

三、寰枢椎半脱位

【概论】

寰枢椎半脱位实际上是指环齿关节半脱位,临床上青少年多见。它与头颈部外伤及软组织劳损有关。亦有因先天性关节结构异常引起。

【临床表现】

1. 颈项部疼痛僵硬,头部功能活动受限,向一侧倾斜,动则疼痛加剧,患者强迫体位呈歪脖状。

2. 压痛点多在枕骨粗隆下 1~2cm 处,即项韧带和环关节处压痛明显,亦有棘突偏斜。

3. 幼儿歪脖者在枕骨为自发性半脱位,局部可有炎症及全身症状。

4. X 线检查:侧位片显示寰椎前弓后缘与齿状突前缘之间的距离增大(正常成人为 2.5mm,儿童为 4.5mm)。正位片显示两侧块与齿状突距离不相等。

【缪(妙)刺法治疗】

1. 取健侧痛点的对应点,毫针刺入,行强刺激手法。待不痛后,采取复位手法。复位手法:让患者卧于床上,两肩与床缘平齐,一助手用两手按压在其两肩部位以固定之,术者在患者头顶部位,一手托住后枕部,另一手护住在下颌部,做对抗牵引 2~3 分钟,将患者头部左右旋转约 45°。一般复位时,可听到"咯噔"声响,然后将头放回到正中位。小儿患此病称为小儿斜颈,亦可手法按摩。

2. 耳针疗法:取颈区和神门穴埋耳针,每天按压 2~3 次,每次 1 分钟,一般留针 5~7 天(冬天 7 天,夏天 3~5 天)。若有感染,停用此法。

【按语】

缪(妙)刺法治疗和手法治疗本病疗效较好,但应注意,手法治疗时,左右旋转角度不可超过 45°,并且要求手法要轻,动作要缓慢。如使用颈托时,松紧要适度,过紧会影响静脉窦、呼吸及饮食;过松则达不到固定目的。

四、前斜角肌综合征

【概论】

前斜角肌是颈椎旁中下段两块斜形肌肉,前斜角肌综合征多因颈椎病使支配该肌肉的神经受到刺激作用后,造成斜角肌发生痉挛而出现一系列临床症状与体征,如尺侧三指麻木疼痛、小鱼际肌肉萎缩等。此病往往与颈椎病同时出现。另外,外伤、局部先天性畸形也可引起此病。

【临床表现】

1. 多为单侧性上肢疼痛,亦有对称性。患者感一侧上肢尺侧三指(小指、无名指、中指)麻木疼痛,小鱼际肌萎缩。

2. 向对侧转头或深吸气、打喷嚏,可使桡动脉搏动减弱或消失,并使疼痛加重,此是锁骨下动脉受压所致。

3. 手部皮肤温度降低,无汗,皮肤色泽变深,肿胀等,主要是交感神经受累引起交感神经张力增高导致。

4. 前斜角肌所在部位压痛明显。

5. 上肢肌张力早期增高,后期减弱,上肢功能受限较轻。

6. X 线检查:可发现局部结构畸形,如肩下垂,高位第 1 肋骨、第 7 颈椎横突肥大等。

【缪(妙)刺法治疗】

上病下治,下病上治:

(1)取风池、外关、后溪(同侧)、合谷穴(对侧),毫针针刺。或风池穴、条口透承山,毫针针刺。

(2)取健侧的风池、外关、落枕穴,以及患侧合谷穴,毫针针刺。或取健侧条口透承山,毫针针刺。

(3)取颈项部、神门、脑部的压痛点,耳针刺入,捻 2 次,每次捻 2 分钟。

(4)取第二掌骨颈项部的压痛点,毫针刺入,捻转。一般先取患侧,后取健侧。

(5)取人中穴,毫针刺入,先针尖向上,后退针至皮下,斜刺45°,针尖向患侧捻转,局部疼痛即止,手指不麻。或取双内关穴,医者双手持刺在内关穴的针至皮下,令患者吸气的同时,医者向双内关穴进针。

【按语】

斜角肌位于颈部脊柱两侧,分前斜角肌、中斜角肌和斜角肌,三肌均起自颈椎横突。在前中斜角肌之间,沿第一肌上面有锁骨下动脉及臂丛神经通过。在前斜角肌的前面,有锁骨下静脉沿第一肌上面横行通过,也有膈神经贴着肌肉前面横行下降。前斜角主要功能是上提第二肌深吸气,使颈椎前屈和侧屈。其受颈2—4神经前肢支配,因此治疗本病主要取颈2—4神经支配区内的穴位。

五、颞颌关节功能紊乱症

【概论】

颞颌关节是由下颌骨的下颌小头由颞骨的下颌关节结构构成。颞颌关节受到外来暴力、劳损或周围炎症的影响所引起的一系列症状和体征称为颞颌关节功能紊乱症,也称为下颌关节炎。此病多见于青壮年。患者多有张不开口、局部酸痛等症。

【临床表现】

1. 颞颌关节往往有外伤史和劳损史。

2. 患者张口很难,张口时局部酸痛,有时张口闭口有弹响声,有时影响咀嚼食物。

3. 患者上下牙齿不能完全咬合,下颌骨略向健侧偏斜,常发生于一侧,亦有发生在双侧。

4. 医者用两手小指伸入患者外耳道内,令患者做张口和闭口动作时,可感觉患侧颞颌关节有弹响。

5. 在患者张口位时,按压下颌小头可出现明显疼痛。

6. X 线检查:两侧下颌关节相对比,可排除骨性疾患。

【缪(妙)刺法治疗】

(1)上病下治,下病上治。取双侧的合谷穴或取健侧的合谷穴,毫针刺入,行强刺激,令患者或张口或闭口交替配合。既往 2 个手指不能进口内,经针后,3 个手指能进入口内。

(2)耳针。取耳一侧面颊、压痛点和神门穴,用耳针针刺。

(3)第二掌骨针刺法:在第二掌骨头部找压痛点,然后,用毫针刺入,捻转。患侧针后效果不佳时,再针刺健侧,或两侧一同针刺。

【按语】

1. 缪(妙)刺法较药物治疗效果更明显。

2. 若下颌一侧或两侧脱位者,可手法复位。

3. 愈后,为防复发,可用干毛巾烤热或塑料瓶装热水热敷。

4. 治疗期间,嘱患者避免咀嚼较硬的食物、张大口、大笑。

六、胸壁扭挫伤

【概论】

胸壁由骨胸廓与软组织两部分组成,胸骨由 12 肋和胸骨组成。软组织主要是胸部的肌肉组织。在搬运物品等劳动、活动时,由于用力不当或该部受到直接暴力挤压冲击,导致胸壁损伤称为胸壁扭挫伤,或肋骨骨折。此病多见青壮年人。

【临床表现】

1. 患者有明显的扭挫伤的外伤史。

2. 挫伤时,皮下可有瘀斑,局部有明显的肿胀及压痛。

3. 属于扭伤时,胸壁疼痛明显,疼痛呈放射状,吸气时加重。肋骨骨折时,局部有明显的压痛点。

4. X 线检查,除肋骨骨折或骨裂外,其他均无改变。

【缪(妙)刺法治疗】

1. 上病下治,下病上治

（1）取内关穴，毫针刺入后，医者左右手各持一针，逐渐按压进针，令患者吸气，如此反复操作。令患者咳嗽，直至胸不痛为止。

（2）还可选用针刺下肢的三阴交穴。

2. 耳针

（1）当上述两法均不起效时，可取耳尖放血。

（2）取胸廓区的压痛点和神门穴，用毫针刺入。

3. 第二掌骨针刺法：在第二掌骨胸廓区找压痛点，毫针刺入，捻转，患者可立即止痛。

七、背肌筋膜炎

【概论】

背肌筋膜炎是一种慢性疼痛，多因外伤治疗不当或劳损、外感风寒等原因造成。常与天气变化有关，夜间疼痛加重。此病以中老年人多见。

【临床表现】

1. 背部疼痛，一般都与天气变化有关，如阴天、潮湿、风寒等因素，使疼痛加重。

2. 背部肌肉多呈现僵硬呆板，有沉重感，功能活动受限或接近正常。

3. 早晨疼痛较轻，即使活动也不加重，但在疲劳后，则疼痛加重。

4. 局部压痛范围较广泛。

5. X 线检查：无骨质破坏，有的可能是先天性变异，或是椎体轻度增生。

【缪（妙）刺法治疗】

1. 上病下治，下病上治

（1）取委中穴，毫针刺入，用强刺激手法，使局部稍有汗液。

（2）取双合谷穴，毫针刺入后，行强刺激，使全身出汗，即时疼痛见轻。

（3）取人中穴,若脊柱疼痛,则毫针针尖从人中穴上行捻转。若左肩疼痛,则将人中穴上的针退至皮下,针尖向左斜上方刺;若右肩疼,则反之。若左侧腰背疼,则针尖向左下方刺;若右侧腰背疼痛,则反之。

2. 耳针

取耳的背腰处压痛点和耳的神门穴,毫针刺入,捻转,或用耳针或王不留子,埋入穴后,胶布固定,每日捻转 2 次,每穴 2 分钟。

3. 取第二掌骨腰背区的压痛点,毫针刺入,捻转,越痛则效果越好。

4. 头针:毫针刺入头的腰背区,每分钟捻转 400 转, 10 分钟后,再捻转。

八、急性腰扭伤

【概论】

急性腰扭伤是指外力作用下使腰部肌肉和腰背筋膜损伤,而产生的一系列症状。腰部是人体脊柱运动中负重大,活动多的部位,为身体活动的枢纽,故急性扭伤多见。急性腰扭伤是由于姿势不正确,或因搬重物等引起,使患者腰痛,当时不能走路。

【临床表现】

1. 有明显的外伤史,损伤严重时,有撕裂感。

2. 腰部受伤后,可有局部肿胀、疼痛,稍一用力,疼痛明显加剧,腰部功能活动受限。

3. 肌纤维或腰背筋膜撕裂严重时,局部皮下可见到瘀斑、肿胀。

4. 咳嗽或打喷嚏时,腰部疼痛明显加剧。卧床休息 3 天后,疼痛日趋局限,但腰部发痛发胀。

5. 就诊时,患者往往是双手叉腰缓缓行走,或由他人搀扶行走。

6. X 线检查:无骨质变化。

【缪（妙）刺法治疗】

1. 左病右治,右病左治;上病下治,下病上治

（1）取腰部疼痛点对侧的相对应点,毫针刺入后,用震颤手法,立

即出针。然后让患者活动腰部,可立即止痛。

(2)用上法治疗依然疼痛者,可毫针刺入人中穴,然后,取落枕穴和中渚穴,左痛刺右,右痛刺左,或双手均刺亦可。

2. 前病治后,后病治前

(1)若右腰扭伤,取腹部对应点,毫针刺入,用震颤手法,使后腰痛部有热感,然后起针,立即能行走。

(2)取腹部对应点的对侧,针法如上,亦有效。

(3)同时取腹部对应点和腹部对应点的对侧,腹部对应点毫针刺入后不用手法,其对应点则用震颤手法。

3. 耳针:取耳的腰部疼痛点和神门穴,毫针刺入,捻转,疼痛即止。若仍疼痛,可耳尖放血。

4. 取双腰椎处,找压痛点,毫针刺入,让其活动,亦可止痛。

【按语】

1. 针灸缪(妙)刺法对此病具有很好的治疗作用。

2. 急性腰扭伤后,立即缪(妙)刺,可一次治愈。

3. 患病后,继续活动可致疼痛加重,对治愈不利。

九、腰椎间盘突出症

【概论】

腰椎间盘突出症是骨伤科常见病之一,在临床中,有五分之一的腰腿患者属腰椎间盘突出症。退行性病变和外伤是此病的主要原因。既往,中医常用按摩的方法治疗,现在,中医用针灸缪(妙)刺法治疗取得良好疗效,避免了手术带来的痛苦。

【临床表现】

1. 此病多见于中年人以上,常有腰部的损伤史及慢性腰病史。不能直立行走。

2. 先有腰痛,后逐渐向臀部及下肢放射痛,单侧多见。症状时轻时重,患者在咳嗽、打喷嚏或用力大小便,以及行走、着力弯腰时,症状加重,但在休息后,有所缓解。

3. 腰功能活动受限,尤以弯腰活动受限明显。

4. 腰椎正常的生理曲度减小或消失,脊柱侧弯,致使臀部向一侧倾斜。有时合并坐骨神经痛。

5. 腰椎棘突及棘突旁 1.5cm 处即髓突出部有敏感的压痛点,并向下肢放射痛,叩击有放射痛阳性,这是因为疼痛腰部肌肉有保护性痉挛。

6. 直腿抬高试验阳性,屈颈试验阳性,拉塞格征阳性。

7. 伸肌力减弱,当腰椎 4-5 椎间盘突出时,第 4 腰神经根受压使该神经支配的蹈长伸肌力减弱。

8. 腱反射减弱:腰 4-5 椎间盘突出压迫神经根可使腱反射减弱。腰 5- 骶椎间盘突出时,压迫神经根可出现腱反射减弱或消失。

9. 皮肤感觉减退:腰 4-5 椎间盘突出时,背与小腿前外侧的皮肤感觉减弱或出现麻木区。腰 5- 骶 1 椎间盘突出时,其足跟后侧与足底外侧的皮肤感觉减弱或出现麻木区。

10. X 线检查:腰椎平片显示,腰椎侧弯和生理前凸消失,病变所在的椎体间隙左右不等宽,髓核影像后移。

11. 磁共振检查:能明确诊断。

【缪(妙)刺法治疗】

1. 后病治前,前病治后

(1)依据 X 线检查和局部按压的疼痛点的腹部肚脐两旁中线上的对应点,长毫针向中线刺入(单侧),然后,在刺入气海穴和关元穴时,针尖向下,并取三阴交穴,毫针刺入。

(2)腹部同侧同上法,即在腹对侧对应点将毫针刺入,亦可。

(3)毫针刺入气海、关元穴,并针刺手上的落枕(主治颈椎病)、中渚穴(主治腰椎病),不管左右手,均能取得明显疗效。

2. 左病治右,右病治左

(1)左侧腰椎突出,不仅引起左侧腰痛,还能引起下肢痛、麻,或下肢窜痛。治疗时,不仅要针刺患侧疼痛的健侧对应点,还要针刺健侧的环跳、风市、足三里、阳凌泉、悬钟穴等,尤其是针刺环跳穴时,要让其有强烈的针感,下窜至脚疼。

(2)取上肢的患侧落枕穴和中渚穴,毫针的针头刺向手腕。一般先针刺患侧,如果效果不明显,则再针刺健侧,行强刺激。待腰部及下肢有热感,疼痛可见轻。

(3)鼻针:在瞳孔下 1cm 处,找压痛点,毫针直刺,捻转刺激 30 秒,让患者活动,即时疼痛见轻。亦可针刺患侧的压痛点后,再刺健侧压痛点,两针同时捻转,见效快。若针刺人中穴见效更快。针刺人中穴时,先针尖向上,然后退针至皮下,针尖向患侧斜下方(45°)横刺,捻转,然后,将针退至皮下,针尖向健侧斜下方(45°)刺入,捻转,疗效更佳。

(4)头针:取头的运动区(百会穴后的 0.5cm 为上点,眉枕线和鬓角前缘相交处为下点,两点连线即是),毫针刺入,捻转 2 分钟。令患者运动,待疼痛见轻,证明选穴正确,否则重新取穴区。

【按语】

1. 缪(妙)刺法治疗腰椎间盘突出有较好的疗效。

2. 配合牵引、按摩疗效更好。现在正确按摩手法掌握者不多,故不要轻易按摩,因为按摩不当可导致瘫痪。

3. 此病若采用保守疗法无效,甚至症状加重。神经受压不能走路时,可采用手术治疗。

4. 治愈后,要睡硬板床,不要过度劳累,以防复发。

十、骶髂关节扭伤

【概论】

因间接暴力,引起骶髂部韧带撕裂伤或关节半脱位,称为骶髂关节扭伤。此病多是由搬抬重物时斜扭,或因摔倒时臀部或半身着地,身体向左或向右扭转而使骶髂关节产生旋转剪力而形成的。轻有引起关节周围韧带损伤(撕裂伤),重者可造成骶髂关节半脱位。局部可有出血或肿胀,以及疼痛和功能障碍,甚至不能行走。

【临床表现】

1. 有急性腰下部扭伤史。

2. 伤后立即感到一侧腰下部疼痛无力,转动困难。活动时,疼痛加重。

3. 健侧能负重,而患侧立、坐、卧时,均不能负重。

4. 患侧髋关节、膝关节呈半屈曲位。走路时,手扶髋部;上、下床时,手抱膝部,保持髋膝的屈曲位,以减轻疼痛。

5. 骶髂部有明显压痛。

6.X 线检查:在骶髂关节双斜位上,有时可见骶髂关节紊乱现象,即患侧关节间隙增宽,关节凸起部的协调关系被破坏。

【缪(妙)刺法治疗】

1. 上病下治,下病上治。以右侧髋骶关节与左肩关节为对应点,取肩部压痛点或肩部穴位(肩三针),毫针刺入,既可止痛,又能消肿。待疼痛缓解后,配合理筋手法治疗。

2. 左病治右,右病治左。取疼痛点的对应点,毫针刺入后,疼痛可减轻。

3. 耳针。取耳部髋骶关节的压痛点及神门穴,针刺入,疼痛可减轻。

4. 鼻针。取瞳孔下鼻子左右的压痛点,毫针刺入,捻转止痛。

【按语】

1. 缪(妙)刺法可止疼痛,配合手法治疗,有较好的疗效。

2. 局部要保暖,有助于损伤愈合。

十一、耻骨联合分离

【概论】

妇女生育时,由于产程过长,胎儿过大,接生粗暴等,都可以损伤松弛的耻骨联合的韧带,使产后耻骨联合不能恢复正常而产生分离,产生局部疼痛和骨盆功能障碍。

【临床表现】

1. 多见妊娠后期和产后的妇女。

2. 局部疼痛、压痛,有时,可触到分离的间隙。

3. 双下肢抬举困难,单腿不能负重,行走无力。严重的需双拐走路。

4. 耻骨加压试验阳性。

5. X线检查:骨盆正位像显示,耻骨联合间隙大于6mm,或其关节面有毛糙不平、增生缺损,有时,可见两侧耻骨上下脱位。

【缪(妙)刺法治疗】

1. 上病下治,下病上治

(1)下病治上:取人中穴,毫针刺入,捻转,局部可止痛。

(2)上病治下:取双三阴交穴,毫针刺入,捻转,可止痛。

2. 前病治后:取长强穴,毫针刺入,可止痛。

3. 鼻针:取人中穴上的1/3处外生殖器点针刺,可止痛。

4. 灸法:灸局部。灸法与缪(妙)刺法配合使用。

【按语】

缪(妙)刺法加灸法或配合按摩推拿会有更好的疗效。治疗后,可缓慢步行,局部要保暖,避免性生活。

十二、肩关节周围炎

【概论】

本病是肩关节周围的软组织,如关节囊、肩轴韧带等的退行性病变,由渗出性或细胞浸润,继而纤维化和粘连等病因所致。多见于50岁以上的中老年人,此病属中医的"漏肩风""肩凝症"。

【临床表现】

1. 本病治疗多见于50岁以上的中老年人。

2. 疼痛可因劳累或气候的变化加重。开始阵发性钝痛,之后逐渐持续的酸痛或刺痛,昼轻夜重,睡眠时,常被痛醒,患者常取健侧卧位。

3. 压痛范围较大,常见于喙突、肩峰、结节间沟、肩后部等。

4. 肩功能受限,外旋、外展、高举及后背的动作困难。

5. 于三角肌、冈上肌等常见肌肉萎缩。腋窝的前后壁、胸大肌筋膜、背阔肌筋膜均呈挛缩僵硬状态。

6. X 线检查:一般无异常改变。后期可出现骨质疏松、关节间隙变窄或增宽,以及骨质增生和软组织钙化等。

【缪(妙)刺法治疗 】

1. 上病治下,下病上治

(1)取条山穴(条口透承山),毫针直刺后,捻转,再出针至皮下,针尖向下,使针感下行,一边捻转一边让患者做各种肩部动作,反复活动,还可使两臂举起。

(2)取上肢手背的落枕穴。若不能平举者,针刺对侧的落枕穴,若手不能后背者,针刺患侧的后溪穴。

2. 耳针:取耳部肩区的压痛点和神门穴,针之见效。

3. 第二掌骨:取肩压痛点,毫针刺入,捻转,还可患侧或健侧一同针刺。

4. 头针:取头针运动区健侧中 2/3 区,刺入,捻转 2 分钟,休息 10 分钟后,再捻 2 分钟。

5. 足针:取足部肩区(小趾下),针刺,捻转,亦可有效。

【按语】

1. 缪(妙)刺法治本病有良好疗效。

2. 缪(妙)刺法后,如果不痛,可做适当运动,回家后,将身贴墙练习上举。

3. 病情较重的组织粘连者,不仅用缪(妙)刺法治疗,还要打封闭(麻醉)将粘连分开后,再敷中药方能治愈。

十三、肘关节损伤

【概论】

肘关节损伤多由直接暴力或间接暴力引起。受风寒之侵袭则发。直接或间接暴力引起肘关节的滑膜、关节、韧带等扭挫伤或者撕裂伤，使局部充血、水肿，严重者关节出血。处理不当或不及时，可造成骨化性肌炎，是临床常见病、多发病。

【临床表现】

1. 多有肘的外伤史。

2. 肘关节疼痛、肿胀、功能障碍，损伤部位压痛明显。

3. 肘关节侧板实验可阳性。

4. X线检查：骨质无异常改变，但可表现有软组织肿胀。

【缪（妙）刺法治疗】

1. 左病右治，右病左治。右肘关节疼痛，取左肘关节，或找到右肘关节疼痛处，再在左肘关节相应点，毫针刺入，行捻转强刺激。若左肘关节疼痛者，如上法从右肘关节治疗。

2. 上病下治。若右肘关节疼痛，则取左侧膝关节的足三里穴或阳陵泉穴，毫针刺入，行强刺激。当左侧膝关节有热感，顿时疼痛减轻或消失，而且有助右肘关节肿胀消退。

3. 取耳部肘区的压痛点和神门穴，耳针后，疼痛可消失。

4. 第二掌骨法：取第二掌骨的肘部的压痛点，先针刺患侧，后针刺对侧，针后有明显疗效。

5. 头针疗法：在头部运动区找到上肢段（中 2/3）处，针刺后，捻转 2 分钟后，休息 10 分钟，再捻 2 分钟。

6. 灸阿是穴，再配合缪（妙）刺法治疗。但必须是在肘伤 4 小时之后疼痛缓解后应用。

【按语】

1. 缪（妙）刺法具有很好的疗效。

2. 缪（妙）刺法治疗后，若无痛感，可做适当肘部活动，但不可过量。功能活动需循序渐进。

3. 若肘关节扭挫者，缪（妙）刺法使疼痛缓解后，也可再做手法治疗。但局部不可过早按摩。

4. 局部要保暖防寒，促进血液循环，减少粘连，防止关节僵化。

十四、肱骨外上髁炎

【概论】

肱骨外上髁炎是因急慢性损伤造成肱骨外上髁周围软组织的无菌性炎症。本病常见于青壮年，好发于网球、乒乓球和羽毛球运动员，故又称为"网球肘"病。

【临床表现】

1. 多见于青壮年，高强度劳动者，网球、乒乓球和羽毛球运动员，并有肘部急性损伤和腕关节反复的屈伸劳损病史。

2. 主要症状为肘关节肱骨外上髁部局限性的持续性酸痛，有的患者疼痛可放射到前臂、腕部或上臂。部分患者晚上疼痛明显，不能拿重物，甚至一杯水也不能端起。

3. 肘骨外上髁压痛明显。

4. 腕关节被伸抗阻力实验阳性。患者腕关节屈曲，在抗阻力下做腕关节背伸运动，引发肱骨外上髁处疼痛。患者握力减弱，前臂无力。

5. X线检查：有时，可见肱骨外伤髁处有钙化阴影或骨质增生。

【缪（妙）刺法治疗】

1. 右病左治，左病右治。取患侧疼痛点的健侧对应点，毫针刺入，捻转，让患者右手举凳子，可立即上举（针前连水杯都拿不起来），运动员可立即参加比赛。

2. 上病下治，下病上治。在第二掌骨肘区取压痛点，毫针刺入，捻转，也能见效。

3. 耳针：取患侧或健侧耳的压痛点和神门穴，毫针刺入，可立即见效。

4.若只有右侧臂有病症而左侧臂无病症,也可取左膝的阳陵泉穴,毫针刺入,行强刺激,也有良好的疗效。

【按语】

1.缪(妙)刺法治疗本病有奇效。

2.运动员因肱骨外上髁疼痛不能参加比赛时,针刺后,可立即参加比赛。但比赛后,必须局部热敷或按摩。

3.保守治疗无效,可采取封闭治疗。

十五、桡侧腕伸肌腱周围炎

【概论】

桡侧腕伸肌腱周围炎是较常见的一种病。因在病变部位可出现捻发音,所以也叫捻发音肌腱周围炎。这是因腕关节做大量过度的伸屈活动而造成。

【临床表现】

1.本病多发于男性青壮年,以右侧前臂多见。

2.前臂桡背侧下 1/3 处疼痛、肿胀。局部有明显压痛。腕关节活动时,肘疼痛加重,休息后减轻。

3.腕关节活动时,1/3 前臂下处听到捻发音。

4.X 线检查:骨质无异常改变。

【缪(妙)刺法治疗】

1.右病治左,左病治右

(1)本病多见于右侧腕部。治疗时,一般先在右腕部找疼痛点,然后在左手腕处取对应点,毫针刺入,捻转,令患者活动右手腕,立时疼痛消失。

(2)局部可取列缺、外关穴,然后,再按(1)所述的方法刺之,效果更佳。

2.鼻针:在鼻部上肢区域找压痛点,右病左取,左病右取,毫针刺入,可止痛。

3. 耳针:在上肢的腕区找压痛点,取患侧的对侧耳,加神门穴,毫针刺之。

4. 第二掌骨疗法:先取健侧的腕区的压痛点,毫针刺入,捻转,可止痛。然后,令患者轻微活动,局部有轻松感,如同无病。

【按语】

1. 本病用缪（妙）刺法治疗,具有明显效果。

2. 治疗期间,避免用力做腕部关节的活动,如治疗及时, 1~5 次可治愈。

十六、腱鞘囊肿

【概论】

腱鞘囊肿的内部为胶样的黏液,与关节滑膜相似。本病可发生于任何年龄,但女性多于男性。常发生关节和腱鞘附近,多附着关节囊或腱鞘内。多发生于手腕部,其次可见于手指关节部位:髁关节背侧、膝关节侧面及腘窝部位。多由于劳累或使劲不当,或劳动时受凉或使用冷水过度有关。

【临床表现】

1. 多发生于关节附近处,肿块光滑高起,发展缓慢,很少疼痛,但也有人感到酸痛,活动无力。

2. 肿块呈圆形或椭圆形,压之有胀感,推之与皮肤无粘连,但与深部的组织附着,质软有囊性感。

3. 用针管穿刺肿物,可抽出胶冻样黏液物。

4.X 线检查:多无异常改变。

【缪（妙）刺法治疗】

1. 右病刺左,左病刺右。在病变的对侧对应点,用毫针刺入,再刺双侧的阳陵泉穴。

2. 取患侧相应点后,再取健侧的对应点,刺入,行强刺激。坚持治疗,会痊愈。

3. 第二掌骨针刺法:在第二掌骨病变区取压痛点,毫针刺入。

4. 鼻针:在瞳孔的正下方 1cm 处,向下按压找压痛点,毫针刺入,捻转,每日针 1 次。若患健两侧交替使用,也有效。

【按语】

1. 缪(妙)刺法治疗本病有较好的作用。

2. 囊肿生长时间长,囊肿较厚,囊肿较硬,保守治疗无效时,可手术治疗。

3. 缪(妙)刺法和手术后都有复发可能,因而要重点注意预防。

4. 严防本病发生,工作和劳动时,姿势要正确。另外,还要防止受寒。

十七、腕指关节扭挫伤

【概论】

腕指关节周围的韧带、肌腱、关节囊等软组织因受到直接暴力或者间接暴力造成的损伤,称为腕指关节扭挫伤。本病以韧带损伤为主,可发生于任何年龄。临床上注意腕指关节受伤后,肌肉会被挤入关节内。经缪(妙)刺法治疗疼痛不消失者,应手术治疗将挤入关节内的肌肉取出,方可痊愈。

【临床表现】

1. 有腕指关节扭挫伤史。

2. 腕指关节有局部肿胀、疼痛,功能活动受限,活动时疼痛加重。

3. 在韧带撕裂部位有明显压痛点。

4. 损伤部位韧带牵拉实验阳性。肌腱损伤时,肌力抗阻实验阳性。

【缪(妙)刺法治疗】

1. 左病右治,右病左治

(1)取患侧疼痛点的对侧(健侧)对应点,毫针刺入,捻转,可止痛。

(2)取患侧下肢的对应点,毫针刺入,或患侧下肢对应点的健侧对应点,毫针刺入,也有效果。

2. 耳针:取耳部疼痛对应点加神门穴,毫针刺入,可有效止痛。

3. 第二掌骨法:在第二掌骨的病变区取压痛点,毫针刺入,可立即见效。

【按语】

1. 缪(妙)刺法治疗本病有立竿见影之效。

2. 肿胀、疼痛减轻后,嘱患者练习手指腕的活动,但也要防止过度活动。

3. 腕指关节受伤后,立即治疗可获愈。若损伤严重,治疗失误,可引起创伤性关节炎、腕骨无菌性坏死及腕指关节粘连,影响腕指关节的功能恢复。

4. 扭伤后,如果肌肉纤维进入关节内,要手术治疗。

5. 若腕骨错缝,可行手法复位。

十八、髋骨及股骨头病变

【概论】

髋关节自动屈伸时,在髋骨部位出现能听得见的声音或者咔嚓响的弹响、过量口服激素药引起的股骨头坏死、股骨头处的坏死滑囊发炎等,都是髋及股骨头病变。这些病变引起的局部疼痛功能障碍,都能用缪(妙)刺法治疗。

【临床表现】

1. 髋关节弹响的患者,做屈伸活动时,不仅出现响声,还可能有一条粗而紧的纤维带,从大粗隆部滑过。当合并有大粗隆部滑囊炎时,可有局部压痛。

2. 股骨头坏死的患者,疼痛,跛行,甚至用拐走路。

3. MRI 检查:股骨头坏死阴性,并能排除骨关节病变。

【缪刺法治疗】

1. 右病刺左,左病刺右

（1）在患侧按压找最痛点，然后在健侧的对应点上，毫针刺入。

（2）取健侧的环跳穴，毫针刺入，既能止痛，又能恢复功能。

2. 上病刺下，下病刺上

（1）以肩与臀为上下对称，在患侧肩的肩关节处取压痛点，然后毫针刺入。

（2）肩与臀为上下对称，在健侧肩的肩关节处，取压痛点，然后毫针刺入。

（3）在足针的髋区取压痛点，然后毫针刺入。

（4）在手针的髋区取压痛点，然后毫针刺入。

（5）在头针的髋区取压痛点，然后毫针刺入。

（6）在第二掌骨的髋区取压痛点，然后毫针刺入。

（7）在身体的髋区找压痛点，毫针刺入，同时毫针刺入神门穴见效更佳。

【按语】

1. 用缪（妙）刺法，无论肩、足、手、头，还是第二掌骨都能找到压痛点来治疗髋区的疾病，而且疗效很好。

2. 髋关节的弹响髋症不仅发生于髋臼后缘骨折者，而且关节内分泌游离体者，也可发生本病。用缪（妙）刺法治疗不见效者，需手术治疗。

3. 无论何种原因引起的髋部病变，均应静养，不可过累。

十九、膝关节扭挫伤

【概论】

膝关节由股骨、胫骨、膝盖骨及其软组织组成。任何一块骨头和软组织受扭挫伤均可以发生疼痛、肿胀、水肿等，使其功能受损，造成膝关节扭挫伤，如髌骨上囊创伤性滑膜炎、膝关节内侧副韧带损伤、膝关节外侧副韧带损伤、膝关节交叉韧带损伤、髌骨软化、膝部脂肪垫损伤、膝关节内部游离体、胫骨粗隆软骨炎等。这些膝关节及其软组织疾病，均可应用缪(妙)刺法治疗。

【临床表现】

1. 膝盖骨及其组织扭挫伤后,都能造成功能损伤。

2. 髌上囊创伤性滑膜炎,一般为膝部弥漫肿胀,而且逐渐加重,膝部皮肤温度增高,压痛广泛,但关节屈伸受限不严重。浮髌实验阳性。X线检查无异常发现。

3. 膝关节外侧副韧带损伤者,有明显的膝内翻位外伤史。伤后膝外侧疼痛、肿胀,活动受限,走路跛行,膝外侧副韧带部位压痛明显。韧带完全撕裂者,局部可触及凹陷,膝关节外侧不稳定,发生过度内翻活动。外侧副韧带牵拉实验阳性。X线检查,可显示外侧关节间隙不同程度增宽,如腓骨小头撕脱骨折,可见骨折偏向上移位。

4. 膝关节交韧带损伤者,有明显的外伤史。伤后,膝关节迅速肿胀,疼痛剧烈,关节活动受限,不能行走。抽屉实验阳性。X线检查,可显示胫骨向前或向后移位。

5. 膝关节半月板损伤患者,可有典型的扭伤史,自感关节内撕裂感,随即发生疼痛、肿胀,活动受限,行走跛行。周径测量,可确定萎缩程度,麦氏征阳性。X线检查,可排除膝部骨性病变。MRI对半月板损伤诊断明确。

6. 髌骨软化。有膝外伤或劳伤史。多见于爬山、下蹲或步行者。髌骨深部间歇疼痛,膝部乏力。骨研磨试验阳性。X线检查,显示髌软骨面凹凸不平、硬化或囊样变。

【缪(妙)刺法治疗】

1. 左病刺右,右病刺左

(1)左膝关节病者,取健侧膝关节的对应点,再取足三里、阳陵泉穴,毫针刺入,捻转。

(2)右膝关节病者,取健侧肘关节的对应点,再取曲池穴,毫针刺入,捻转。

2. 鼻针:取鼻的膝部压痛点,毫针刺入。

3. 取第二掌骨膝部疼痛点,毫针刺入。

4. 眼针:取眼的膝部疼痛点,毫针刺入。

5. 足针:取足的膝部反应痛点,毫针刺入,捻转。

6. 头针:取头的运动区膝部疼痛点,毫针刺入,捻转。

7. 耳针:取耳的膝部压痛点,毫针刺入,并刺耳之神门穴。

二十、骨筋膜室综合征

【概论】

骨筋膜室征是指小腿骨筋膜室内肌肉组织因外伤或挤压后,使间隔区内压力升高,造成血液循环障碍,引发肌肉和神经发生缺血挛缩,甚至肌肉坏死及神经麻痹。缺血一般在 30 分钟内,即可出现神经功能异常。完全缺血 12~24 小时后,则会发生永久性功能丧失。肌肉缺血在 2~4 小时后,可立即出现功能性丧失。

【临床表现】

1. 患者有小腿骨折或者较严重的软组织损伤史,或因骨折后复位不当,包扎过紧未及时有效地处理。

2. 以疼痛为主,疼痛特点为深部性、广泛性、剧烈性、进行性。由于缺血程度加重,神经功能丧失后,转为疼痛减轻或消失。

3. 早期肿胀不明显,同时有明显的压痛牵拉痛。晚期肿胀明显,需急诊手术治疗。

4. 患肢肌力减弱或者丧失。

5. 远端脉搏减弱或消失,皮肤苍白或发绀。

【缪(妙)刺法治疗】

1. 左病刺右,右病刺左

(1)若病在左侧,可刺右侧的足三里、阴陵泉、三阴交、委中、承山、阳陵泉等穴,也可针刺其中 2~3 穴,行强刺激。

(2)若病在右侧,则取左侧上述之穴,针法如上。

2. 下病刺上,上病刺下

(1)取同侧上肢的曲池、外关、内关、合谷等穴,毫针刺入,捻转。

(2)取健侧上肢的曲池、外关、内关、合谷等穴,毫针刺入,捻转。

(3)鼻针:取鼻的小腿部位的压痛点,毫针刺入或放血。

(4)取第二掌骨小腿区的压痛点,毫针刺入。

(5)头针:取运动区下肢的头针穴,毫针刺入,捻转,疗效较好。

(6)眼针:取眼针小腿区,毫针刺入,捻转。

(7)耳针:取耳针的小腿区的压痛点,毫刺刺入并刺耳针的神门穴。

【按语】

1. 缪(妙)刺法对本病有减轻疼痛加强血液循环的作用。

2. 严重者,一边送医院,一边用缪(妙)刺法,能解除痛苦,也有利于手术。

3. 尽早治疗可缩短疗程。

二十一、踝关节扭伤

【概论】

踝关节扭伤临床多见,俗称"崴脚"。踝关节扭伤是指踝关节周围的韧带、肌腱、关节囊等除骨折、脱位以外的所有软组织的损伤,但主要是指韧带损伤。本病以青壮年多见。

【临床表现】

1. 有典型的扭伤史。

2. 扭伤部位疼痛、肿胀、皮下出血。

3. 患足疼痛,跛行。

4.X 线检查可排除骨裂或骨折,关节间隙明显,宽窄不齐。

【缪(妙)刺法治疗】

1. 左病刺右,右病刺左。虽侧肿胀,取疼痛点的健侧对应点,毫针刺入,捻转。

2. 下病刺上

（1）取患侧手腕部相对应的穴位,如腕骨、合谷、后溪等穴,毫针刺入。

（2）取健侧手腕部相对应的穴位,如腕骨、合谷、后溪等穴,毫针刺入。

3. 鼻针

（1）取鼻的足区患侧压痛点,毫针刺入。

（2）取鼻的足区患侧压痛点,或取健侧压痛点对应点,毫针刺入。

4. 第二掌骨法

（1）取患侧足区疼痛点,针之。

（2）在患侧足区取疼痛点,然后,取健侧对应点,针之。

5. 眼针

（1）取健侧眼的足区的压痛点,毫针刺入。

（2）取患侧眼的足区压痛点,毫针刺入。

【按语】

1. 无论是新病还是旧病,都可用缪（妙）刺法。

2. 疼痛严重者,避免剧烈运动。

3. 本病局部红肿疼痛者,千万不可盲目治疗。待 X 线检查后,再决定治疗方案。

附录
缪(妙)刺法对各种病症的治疗

1. 口渴:针刺太溪穴;或刺关冲穴。

2. 岔气:取双侧内关穴,毫针刺入的同时,让患者吸气,针向下按,反复几次,胸胁痛立即停止。

3. 吐泻:先吐后泻者,针刺委中穴见出血,然后针刺曲泽穴;先泻后吐者,刺曲泽穴,放血后,再针刺委中穴放血。

4. 视物昏花:针刺五里穴。

5. 目闭不开:针刺合谷穴,行强刺激,眼可立睁。

6. 目痛不闭:针刺大迎穴。

7. 舌强不语:针刺滑肉门穴。

8. 吐血不止:针刺气冲穴。

9. 不能低头:针刺人中穴。

10. 不能仰头:针刺承浆穴。

11. 阴痛:针刺三阴交穴,行强刺激。

12. 手足麻木:针刺肩贞穴。

13. 半身麻木:针刺健侧列缺穴、太溪穴。

14. 双眼眨动:取双侧颧髎穴或承泣穴,然后,下刺太冲穴。

15. 大便秘结:针刺丰隆穴或支沟穴。

16. 血糖高:针刺地机穴或然谷穴,或按揉左养老穴。

17. 便血不止:针刺殷门穴(在承扶穴和委中穴连线中点),或针长强穴。

18. 心律不齐:针刺大陵穴或内关穴。

19. 阴痒:针刺三阴交、然谷、蠡沟穴。

20. 手足凉:针刺太溪穴。

21. 咽心吐酸水:取大陵穴,针灸。

22. 产后血晕:取支沟穴,针灸。

23. 掌心热:取中冲穴,针灸。

24. 出汗:针刺合谷穴(补法不动针)。

25. 无汗:针刺合谷穴用泻法。

26. 近视:针刺水泉穴(照海穴与大钟穴之间)。

27. 一切出血:针刺三阴交穴或长强穴。

28. 舌缩:针刺廉泉穴。

29. 诸关节酸痛:针刺阳辅穴(光明穴与悬钟穴之间,悬钟穴及绝骨穴)。

30. 小儿惊悸:针刺身柱穴。

31. 脑供血不足引起的头晕:针刺哑门穴。

32. 寒战:针刺后溪穴。

33. 手颤:针刺五里穴。

34. 痛经:取鼻头黑点,点刺出血。或取肾俞和三阴交穴,针刺。

35. 口腔溃疡:针刺风池穴压痛点,或针刺地仓穴。

36. 血淋:针刺三阴交穴。

37. 断奶:针刺足光明穴。

38. 小儿腹泻:针刺曲池穴、血海穴。

39. 湿疹:针刺曲池穴。

39. 乳腺炎:针刺足临泣穴(丘墟穴下)。

40. 肛门瘙痒:针刺公孙穴。

41. 鼻出血:针刺上星穴,或点刺少商穴放血。

42. 雀斑:针刺合谷穴(面口合谷收)。

43. 癔病失明:针刺膈腧穴。

44. 癔病瘫痪:针刺足三里穴。

45. 阳痿：针刺肾阳穴（肾俞穴与长强穴连线中点）。

46. 痔漏：针刺阳溪穴（手腕部），或针刺龈交穴。

47. 肛裂：针刺孔最穴（在尺泽穴下列缺穴上）。

48. 秃头：针刺会阴穴，针刺 3 个月以上者头发可长出。

49. 脱肛：针刺百会穴。

50. 子宫脱垂：针刺百会穴，或针刺人中穴和内关穴。

51. 口中津液少：针刺小肠俞穴，或针太溪穴（手指按压也可）。

52. 一切头部疾患：均可针刺会阴穴，或针刺长强穴。

53. 冠心病心前区疼痛：针刺肾俞穴，或心俞穴。

54. 小腹痛：取膻中穴，针刺（上下相对应）。

55. 项强：针刺承浆穴（前后相对应）。

56. 头颈痛：针刺列缺穴（五要穴歌诀）。

57. 腰背痛：针刺委中穴（五要穴歌诀）。

58. 肚腹痛：针刺足三里穴（五要穴歌诀），或针后腰部对称点。

59. 口不能张：针刺合谷穴（五要穴歌诀）。

60. 胸胁痛：针刺内关穴（五要穴歌诀）。

61. 胆道蛔虫痛、胆结石痛：针刺四白透睛明穴。

62. 高血压：针刺太冲穴。

63. 崴脚痛：针刺健侧相应疼痛点，或左或右的手腕对应点。

64. 掌中热：取中冲穴，针刺。

65. 舌伸出涎下：针刺阴谷穴（足少阴肾经膝关节处）。

66. 腹胀如鼓：针刺复溜穴。

67. 闭经：针刺水泉穴，或三阴交穴。

68. 头难四顾：针刺少海穴（心经肘部）。

69. 遗尿：针关元穴用补法，或针三阴交穴用泻法。

70. 唇强：针刺耳门穴。

71. 喘息：针刺承灵穴。

72. 噎膈浆水不下：针刺璇玑穴。

73. 后发际疮或坎头疮：针刺委中穴或大椎穴放血。

74. 呃逆：针刺内关穴或大陵穴。

75. 小腹胀痛：针灸气海穴。

76. 胃脘痛食不化：针刺膈俞穴。

77. 烦闷：针刺腕骨穴。

78. 虚烦口干：针刺肝俞穴。

79. 酸软无力：针刺照海穴。

80. 嗜卧不言：针刺膈俞穴。

81. 胸满不食：针刺肺俞穴。

82. 胃热：针刺悬钟穴。

83. 胃寒有痰：针刺膈俞穴。

84. 狂言不乐：针刺大陵穴。

84. 多言：针刺百会穴。

85. 目妄视：针刺风府穴。

86. 做噩梦：针刺商丘穴（足太阴足腕处）。

87. 暴泻：取隐白穴，针刺。

88. 眉棱骨痛：针刺肝俞穴。

89. 目风赤烂：针刺阳谷穴。

90. 急性胃痛：针刺梁丘穴。

91. 手腕动摇：针刺曲泽穴。

92. 手腕无力：针刺列缺穴。

93. 鼻子不通气：针刺鼻通穴（攒竹、透睛明穴之间）。

94. 眼底出血：针刺太冲、内庭穴。

95. 弹响指：针刺双侧阳陵泉穴，一边捻转一边让患者动手指。

96. 眼底动脉栓塞：取臂臑穴，用针朝对侧风池穴方向缓慢进针。

97. 预防脑梗死：手的中指根侧有黑块，针之。

98. 眉发脱落：取会阴穴，毫针刺入。坚持3个月可见效。

99. 防雾霾伤肺：针刺太渊穴。

100. 肝气旺:针刺太冲穴。

101. 肚子胀:针刺公孙穴。

102. 气虚、冠心病:针刺膻中穴。

103. 血虚:针刺血海穴。

104. 耳鸣:针刺少海穴。

105. 急性胃痛:针刺梁丘穴。

106. 打嗝:针刺内关、涌泉穴。

107. 遗尿:针刺气海、关元、三阴交穴。

108. 青春痘:针刺曲池、太冲穴。

109. 脑供血不足:针刺解溪穴或风府穴。

110. 坐骨神经痛:针刺后溪穴。

111. 急性咽喉肿痛:针刺涌泉穴。

112. 夜间咳嗽:针刺鱼际穴。

113. 高血脂:针刺环跳穴。

114. 慢性肝炎:针刺阳陵泉穴。

115. 鼻出血:针刺内庭穴。

116. 痛风病:针刺复溜穴。

117. 外脚踝关节痛:针刺外关穴。

118. 老花眼:针刺足光明穴或养老穴。

119. 阿尔茨海默病(老年痴呆病):针刺养老穴。

120. 静脉曲张:针刺太渊穴。

121. 中暑:针刺人中、十宣穴。

122. 无汗:泻合谷穴,补复溜穴。

123. 有汗:补合谷穴,泻复溜穴。

124. 冠心病针刺然谷穴出血。

125. 暴聋:针刺大指次指爪甲上离指甲一韭菜叶处。无效,再刺中指甲上。立即见效。

126. 耳鸣:取中指指甲上,左刺右,右刺左,左右均鸣者,左右均刺,立止。